Die

Eintheilung, Diagnostik und Prognostik

der

Geschwülste

vom chirurgisch-klinischen Standpunkte

für practische Aerzte kurz bearbeitet

von

Dr. Theodor Billroth.

[Abdruck aus Göschen's „Deutscher Klinik“ 1859. No. 40–43.]

Berlin 1859.

Druck und Verlag von Georg Reimer.

Die Eintheilung der Geschwülste in solche, welche nach der Exstirpation nicht wiederkehren, und in solche, welche wiederkehren und zugleich später allgemein werden, ist in dieser Fassung eine völlig unpractische und völlig unhaltbare, weil sie der Beobachtung zuwider läuft; wenn wir die Recidivfähigkeit der Geschwülste als Ausdruck der Bedeutung ansehen, welche der Geschwulst erzeugenden Process für den Organismus hat, und die Aerzte mit Recht an diesem Eintheilungsprincip mit Zähigkeit festhalten, so muss zugestanden werden, dass der oben angedeutete Dualismus nicht in natura existirt, sondern dass die Kategorien, wenn sie der Beobachtung entsprechen sollen, zahlreicher sein müssen. Als Walther z. B. alles das, was wir jetzt in Bausch und Bogen Carcinom zu nennen pflegen, eintheilte in Scirrhus, Carcinom und Markschwamm, so hatte er jedenfalls besser am Krankenbett beobachtet, als es in neuerer Zeit zu geschehen pflegt. Früher schrieben nur erfahrene Chirurgen über dergleichen, jetzt glaubt jeder junge Mikroskopiker, der ein paar Geschwulstfetzen untersucht hat, sich berechtigt über die schwierigsten Fragen auf dem Gebiete der Geschwulstlehre mitzureden; man hat das ganze Gebiet zu sehr den Histologen überlassen und die Chirurgen haben sich zurückgezogen, zum Theil, weil sie sich blenden liessen von dem gewaltigen Licht, welches die neuen Eindringlinge um sich verbreiteten. Als ich in einer meiner ersten grösseren Arbeiten (Untersuchungen über die Entwicklung der Blutgefässe. 1856) den Satz von J. Müller hervorholte, „die mikroskopische und chemische Analyse (der Geschwülste) soll daher nimmer das Mittel der ärztlichen Diagnostik werden; es wäre lächerlich diess zu wollen oder als möglich voraus zu setzen“, wurde ich öffentlich und privatim vielfach getadelt, und es wurde mir vorgeworfen, dass ich die Bedeutung der pathologischen Histologie verkenne. Ich hatte an den obigen Satz J. Müller's folgende Bemerkung angeschlossen: „Es ist mein Bestreben, nicht allein der pathologischen Histologie eine selbstständigere Stellung zu verschaffen, und für sie einen rein anatomischen Boden zu gewinnen, sondern auch die Chirurgie in Bezug auf die Diagnose der Geschwülste wieder in ihre vollen Rechte einzusetzen, welche sie einige Zeit hindurch nur zu bereitwillig aufgegeben hatte.“ Das Selbstcitiren ist in neuerer Zeit zwar arg in Misscredit gekommen, und ich würde, ohne deshalb die Kritik zu fürchten, meine eigenen Worte nicht wieder hergesetzt haben, wenn sie nicht gewissermassen das Program für meine Arbeiten auf dem betreffenden Gebiete darstellten. Ich habe bisher fast ausschliesslich meine histologischen Beobachtungen veröffentlicht, die sich auch zum Theil auf die normale Histologie erstrecken mussten, da man die meisten allgemeinen Fragen gar nicht verstehen und bearbeiten kann, ohne neben den pathologischen Formen die normalen Typen vergleichsweise zu studiren. Dass ich die pathologische Histologie als solche nicht missachte, das wird man mir wohl glauben, ich würde mich wahrhaftig sonst nicht so lange damit beschäftigt haben; noch jetzt bin ich, so weit es in meinen Kräften steht, fortwährend thätig mit neuen Hülfsquellen und neuem Material immer noch weiter die detaillirteste Anschauung von der Structur der pathologischen Neubildungen zu erforschen. Indessen so wissenswerth das sein mag, was dabei herauskommt, weil die genaue Erkenntniss eines Dinges an sich schon immer einen gewissen Werth hat und Befriedigung bei der Arbeit gewährt, so würde es dem ärztlichen Interesse doch fern liegen, fast so fern wie die Histologie der Physiologie. So wie letztere beiden Wissenschaften sich erst durch das Experiment wieder vereinen, so können auch die pathologische Histologie und die klinische Chirurgie erst ihre Vereinigung wieder in der Beobachtung am Kranken wiederfinden. Wenn diese Parallele vollkommen richtig wäre, so würden wir mit den meisten Forschern uns durchaus in Einklang befinden, denn es geben Alle zu, dass die Eintheilung der Pseudoplasmen nicht dem Histologen allein anheimgegeben werden kann, sondern dass er die Neubildungen nur an der Hand der klinischen Beobachtung aber auf Grund der histologischen Structur beurtheilen soll; doch leider ist das nicht möglich in dieser Weise auszuführen, da die obige Parallele nur theilweise passt. Während nämlich für die normale Histologie noch mit ziemlicher Consequenz der Satz durchzuführen ist, dass gleiche Structur gleiche Function bedingt, dass wir also z. B. die Contractionsfähigkeit als bestimmt annehmen, wo wir musculöse Elemente finden, ist diess für die pathologischen Gewebe durchaus nicht anwendbar: Geschwülste aus ganz gleichen Geweben bestehend, haben oft ganz verschiedene klinische Bedeutung. Diese Erfahrung, die sich in neuerer Zeit immer mehr geltend macht, und die man endlich hat anerkennen müssen, nachdem man sich durch das bestimmte Auftreten einiger Pseudoplasmatologen bald in diesen, bald in jenen Irrthum hineintreiben liess, macht das unmittelbare Uebertragen der histologischen Untersuchungen auf die klinische Bedeutung der Geschwülste, selbst wenn jene Untersuchungen eine auch noch so grosse Erfahrung als Unterlage haben, durchaus unsicher; diess wird noch sehr erhöht und recht in die Augen springend, wenn man bedenkt, dass die Untersuchung der feineren Structur einiger Geschwulstformen, besonders der weichen, durchaus von der Geschicklichkeit und der Erfahrung des Einzelnen abhängt; ich erinnere nur daran, dass wir mit Hülfe der neueren Erhärtungs- und Untersuchungsmethoden in vielen Geschwülsten jetzt noch eine genaue Uebersicht über die Anordnung der Elemente gewinnen können, die uns früher nur als ein Chaos von Zellen, Kernen und Molekülen erschienen. Soll der Arzt in seiner Diagnostik und Prognostik abhängig sein von diesen histologischen Spitzfindigkeiten? Ich antworte darauf entschieden mit Nein. —

Nehmen wir aber an, dass alle Schwierigkeiten der Untersuchung allmälig überwunden würden und die histologische Bildung so weit vorgeschritten wäre, dass jeder Arzt eine vollständige anatomische Analyse der Geschwülste machen könnte, so würde doch die Erfahrung, dass Geschwülste mit gleichen Gewebsformen ganz verschiedene klinische Bedeutung haben können, die Verwerthung der mühevollsten Untersuchung sehr zweifelhaft machen. Ohne auf die embryonalen Zustände der Histologie, die sich in den jetzigen französischen Anschauungen noch finden, zurückzugehen, will ich nur daran erinnern, dass, nachdem die specifischen Zellformen abgethan waren, für das Carcinom z. B. der areoläre Bau als charakteristisch aufgestellt wurde, so dass also auch die Enchondrome, die gerade den exquisitesten areolären Bau zeigen, zu den Carcinomen zu rechnen wären, was eben passte und nicht passte, je nach den verschiedenen Fällen. So sind auch die ossificirenden Geschwülste je nach ihren Combinationen und ihrem Sitz von sehr verschiedener klinischer Bedeutung, wenn sie auch alle Knochengewebe enthalten. Dergleichen Beispiele liessen sich noch viele anführen.

Man hat die verschiedensten Wege eingeschlagen, um diesen Widersprüchen auszuweichen. Einige glaubten, die Hauptsache läge in der Art der Entwicklung; auch darin hat man sich getäuscht, die neueren Untersuchungen haben gezeigt, dass die Entwicklungsheerde der Neubildungen fast immer dieselben, nämlich die Zellen des Bindegewebes sind. — Man klammerte sich nun an die Art, wie die Neugebilde in die alten eingefügt waren; das gab noch die besten Anhaltspunkte, doch consequent liess es sich auch nicht durchführen. Während im Allgemeinen die Carcinome sehr innig mit den Muttergeweben zusammenhängen, giebt es auch solche, welche sehr genau abgekapselt sind, z. B. der grösste Theil der Medullarcarcinome. — Noch Andere abstrahirten mehr oder weniger von einer durchweg allgemeinen Eintheilung und betrachteten jede histologisch abgegrenzte Geschwulstform in Rücksicht auf ihr Vorkommen in den verschiedenen Organen und auf die klinische Erfahrung, welche man darüber hat. Diesen Weg habe ich bisher in meinen Vorlesungen genommen, doch ist er mir mit der Zeit gar zu umständlich, gar zu complicirt vorgekommen, so dass ich ihn verlassen werde; man kann auf diese Weise mit Voranstellung des histologischen Eintheilungsprincips allerdings auch der klinischen Beobachtung Rechnung tragen, doch kann diess immer nur in zweiter Linie geschehen, und darin liegt das Verkehrte. Die histologische Anschauung muss sich der klinischen anschliessen, doch letztere muss das leitende Princip sein. — Endlich ist noch des neuesten Auswegs zu erwähnen, den Virchow mehr angedeutet als durchgeführt hat, nämlich die alte Unterscheidung der Homologie und Heterologie der Gewebe in andere Form zu bringen, indem Virchow nämlich unter Heterologie nicht, wie es früher geschah, die Verschiedenheit des neugebildeten Gewebes von anderen normalen Geweben überhaupt verstanden wissen will, sondern die Verschiedenheit des neugebildeten Gewebes von dem Muttergewebe, in welchem es entsteht. Ich bekenne, dass ich den Vortheil einer solchen Unterscheidung weder in histologischer noch in klinischer Bedeutung einsehe; da alle Neubildungen aus dem Bindegewebe entstehen, so würden alle, welche nicht Bindegewebsgeschwülste sind, zu den heterologen Gebilden zu rechnen sein. Doch auch ohne in dieser Weise streng histologisch die Consequenzen zu ziehen, dürfte die genannte Eintheilung an sich keine Befriedigung gewähren. Virchow hat indessen nach einer anderen Seite hin eine neue Bahn angedeutet, indem er sagt, dass die Bösartigkeit eine verschiedene sei und dafür eine gewisse Scala aufgestellt werden müsse. Er kommt dadurch auf dasselbe, was ich in den folgenden Zeilen hauptsächlich auszuführen beabsichtige, und wofür ich erst durch längere Zeit fortgesetzte klinische Beobachtung vollständige Beweise beizubringen im Stande war, dass nämlich die Schuld der vielfachen Schwierigkeiten in der Eintheilung der Geschwülste nicht an den Histologen, sondern an den Chirurgen liegt, dass nämlich die klinische Eintheilung der Pseudoplasmen in einfach gutartige und bösartige eine falsche ist und auf ungenauer Beobachtung beruht, wie bereits Eingangs bemerkt wurde. Das System der Chirurgie muss daher in dieser Richtung gewisse Concessionen machen und sich mehr an genaue Beobachtungen anschliessen, auf welche allerdings die anatomische Richtung der Neuzeit als streng beobachtende Schule den wesentlichsten Einfluss geübt hat, den man durchaus nicht unterschätzen darf.

Wenn ich es wage, mit einer Art von neuen Classification der Pseudoplasmen hervorzutreten, die möglichst dem practischen Interesse entsprechen soll, so geschieht es, weil ich glaube, in dem Besitz eines hinreichend grossen Materials von Beobachtungen über Geschwülste zu sein, wenigstens so weit sie die Chirurgie interessiren, und ich stets bestrebt gewesen bin, diess Material nach allen Seiten hin zu verarbeiten. Das Princip der Eintheilung, welches bisher den Aerzten geläufig war, nämlich das prognostische: die Recidivfähigkeit in ihren verschiedenen Graden und Ausbreitungen halte ich für die Praxis durchaus berechtigt, und behalte es daher im Wesentlichen bei. An der Bezeichnung der einzelnen Geschwulstformen habe ich ebenfalls nichts geändert und die gebräuchlichen Namen beibehalten, diejenigen Namen eliminirt, welche nach mikroskopischen Elementen gewählt sind; sie bleiben den Histologen zu feineren Unterschieden vorbehalten. Die Consistenz und die Aehnlichkeit mit normalen Gebilden haben die gebräuchlichsten Namen hergegeben, und es wäre zweckloses Bemühen, dieselben durch andere Bezeichnungen zu substituiren, die meisten sind von unseren Vorfahren durchaus bezeichnend gewählt. Im Ganzen habe ich bei dieser Eintheilung besonders das Interesse des gebildeten Arztes im Auge. Die Andeutungen der charakteristischen Merkmale der einzelnen Geschwulstformen sind daher nur kurz und gelten vornehmlich der Prognose; sie beziehen sich alle auf Fälle, die ich selber beobachtet habe, so dass ich im Stande bin, jede Bemerkung, die neu erscheint, durch Beispiele zu belegen. Für den Histologen konnten nur hier und dort einige Anknüpfungspunkte gegeben werden. Wer viele Geschwülste untersucht hat, wird mir zugeben, dass man für die meisten Fälle schon aus dem genaueren Ansehen der Geschwulst mit blossem Auge im Stande ist, zu sagen, wie sich dieselbe mikroskopisch verhält; doch giebt es in dieser Hinsicht manche Ausnahmen, die auch den Geübtesten täuschen können, da die Vielfachheit der feinsten Formen gerade bei den Geschwülsten eine staunenswerthe ist.

I.

Geschwülste, welche nur äusserst selten nach der Exstirpation wiederkehren, sich jedoch zuweilen in grosser Menge über die ganze Körperoberfläche verbreiten.

1. Die einfachen Cysten.

Man unterscheidet davon am zweckmässigsten nach der alten Weise vier Arten, und zwar je nach dem Inhalt:

a) Cysten mit seröser Flüssigkeit. Sie sind selten, treten meist isolirt auf und kommen nach der Exstirpation des Sackes nicht wieder; sie entstehen am Samenstrang, am Halse, besonders auch dicht an der Schilddrüse, selten im Eierstock, in den breiten Mutterbändern, und sind meist heilbar durch Jodinjection, wenn diese möglich ist.

b) Cysten mit schleimigem Inhalt (Colloidcysten) von wein- oder honiggelber oder bräunlicher Farbe (Meliceris). Dieser schleimige Inhalt verhält sich nicht immer als reines Secret der Wandungen, sondern stellt oft ein sehr weiches Gewebe (Schleimgewebe) dar, dessen Consistenz bis zur Gallerte zunehmen kann. Diese Cysten finden sich am Halse, unter der Zunge (als Ranula), in der Schilddrüse, im Eierstock, sehr selten in der Brustdrüse; sie treten häufig in grösserer Anzahl in einem Organe auf, z. B. im Eierstock und in der Schilddrüse. Die Injection von Jodtinctur ist bei ihnen ein unzuverlässiges Heilmittel; zuweilen hilft sie, wenn sie wiederholt wird, doch kann sie auch zu heftiger Entzündung und Verjauchung führen, wenn die weichen Gewebsfetzen theilweise zurückgelassen werden. Durch Exstirpation des Sackes mit dem erkrankten Organ sind diese Geschwülste heilbar; sie verbreiten sich nicht auf andere Körpertheile.

c) Cysten mit breiigem Fettinhalt. Letzterer schwankt in Bezug auf Farbe und Consistenz sehr: er kann grützähnlich halbflüssig sein mit vielen glänzenden Cholesterinblättchen (Atherom; Grützbeutel); oft in grossen Mengen besonders am Kopf, unzweifelhaft zuweilen mit allgemeiner Secretionskrankheit der Talgdrüsen zusammenhängend; in andern Fällen ist der Inhalt weissgelblich fest, aus concentrischen Lamellen bestehend (geschichtetes Cholesteatom; Perlgeschwulst), ebenfalls in der Kopfhaut, doch auch an der *Basis cranii* vorkommend; endlich kann der Inhalt schneeweiss flüssig wie geschlagene Sahne sein, zuweilen emulsionsähnlich wie Eiter aussehend: solche Cysten kommen vornehmlich in Knochen (besonders im Stirn- und Schläfenbein) vor, doch auch im Eierstock, am Halse, und hier nicht selten von den Gefässscheiden ausgehend. Ihre Wandung zeigt zuweilen auf der Innenfläche einen cutisähnlichen Bau: eine *Rete Malpighii*, Haare, Talgdrüsen, Schweissdrüsen (Dermoidcysten); im Eierstock finden sich daneben auch wohl Knochenstücke, Zähne und dergleichen. Diese Cysten sind selten durch Jodinjection heilbar; ich kenne bisher nur einen Fall am Halse, wo die Flüssigkeit eiterähnlich war und sich als Fettemulsion mit Epidermisblättchen und Cholesterin erwies, in welchem die Heilung nach zwei Jodinjectionen erfolgte; rasch und sicher kommt man nur zum Ziel, wenn man die Säcke exstirpirt, vorausgesetzt, dass diess ohne Lebensgefahr geschehen kann.

d) Cysten mit Blut sind sehr selten; sie können an den verschiedensten Körperstellen vorkommen (Hals, Achsel, Brust, Schenkel); ihre Entstehung ist unbekannt. Extravasate sind natürlich ausgeschlossen.

2. Die Fettgeschwülste (Lipome).

Sie sind häufig, kommen fast ausschliesslich im Unterhautzellgewebe vor, doch können sie ihren Ursprung auch von den Fascien nehmen. Man kann sie nach zwei Richtungen hin eintheilen: zunächst sind zu unterscheiden die circumscripte und diffuse Form. Die durch eine Art Bindegewebskapsel von der Umgebung streng abgezweigte Form ist am Nacken, am Rücken, an den Bauchdecken häufig, und diese Geschwülste erreichen eine enorme Grösse; zuweilen ulceriren sie auf der Oberfläche; ihr Bau ist gewöhnlich lappig, es können Verkalkungen, selbst theilweise wahre Verknöcherungen in ihnen stattfinden, wobei das Fettgewebe einzelner Lappen sich in eine emulsive oder rein ölige Flüssigkeit umwandelt; diess ist jedoch eine seltene Metamorphose; meist bleiben sie durchweg gleichmässig aus Fettgewebe bestehend; letzteres variirt in Farbe und Consistenz, indem die Lipome weiss wie Speck aussehen können, in den meisten Fällen jedoch gelb, weich und lappig wie gewöhnliches Menschenfett erscheinen. Wenn man diese Geschwülste sorgsam exstirpirt, so kommen sie nicht wieder. Doch es können sich deren Hunderte zugleich am Körper bilden.

Die diffuse Form der Lipome ist viel seltener; sie geht aus einer Hyperplasie des Unterhautzellgewebes hervor und kommt angeboren an den Extremitäten, auch am Gesicht vor, doch kann sie sich auch später bilden; man kann das Ueberflüssige hier nur durch elliptische Excisionen entfernen, und wird das Uebel durch die Operationen nicht immer vollständig beseitigen können; zuweilen jedoch macht die Fettbildung einen Stillstand, wenn man etwas davon entfernt hat. — Das *Lipoma arborescens* von J. Müller kommt in den Gelenken und Sehnenscheiden vor; es ist eine wuchernde Fettbildung in den Synovialzotten (analog den *Appendices epiploicae*), hat selten die Bedeutung einer Geschwulstbildung; mir ist noch kein Fall davon vorgekommen, der chirurgisch von irgend welcher Wichtigkeit gewesen wäre.

Man theilt die Lipome auch nach einer andern Richtung ein, nämlich in einfache und zusammengesetzte; die letzteren sind Combinationen des Fettgewebes mit andern Geweben. Von ihnen ist besonders die Combination mit fester Fasermasse zu erwähnen, das fibröse Lipom; es ist selten, kommt bei jugendlichen Individuen von den Fascien (Rückenfascie, Leistenring, Hand) ausgehend vor und ist in der Regel eine Geschwulst, die sich mit vielen Aesten und Lappen zwischen Muskel und Sehnen hineinverbreitet, und schwer rein zu exstirpiren ist, daher local recidiviren kann. — Bei den andern Combinationen des Lipoms (mit weichem Bindegewebe, Schleimgewebe, Medullarmasse, cavernöser Gefässectasie) ist das Fettgewebe immer spärlicher vertreten, als das andere betreffende Gewebe, und letzteres bestimmt die Bedeutung dieser combinirten Geschwülste.

3. Die Fasergeschwülste.

Man hat von ihnen zwei differente Arten zu unterscheiden:

a) Die weiche Fasergeschwulst (Bindegewebsgeschwulst); sie ist rein weiss, zähe wie eine dicke Cutis und kommt auch angeboren als Hauthypertrophie vor, entweder als dicker Wulst (z. B. an den Wangen, Lippen) oder als gestielte Geschwulst (*Moluscum simplex*, Dermatolysis, *Cutis pendula*), zuweilen in grossen Massen über den ganzen Körper verbreitet, auch im Gesicht meist einseitig als hahnenkammähnliche Vegetationen; sie combinirt sich mit bräunlicher Pigmentirung der Haut, übermässiger Haarbildung, auch mit capillaren Ectasien und Fettbildung. Entwickeln sich diese Geschwülste später, so erscheinen sie vorwiegend an den Schamlippen als gestielte, meist lange Zeit hindurch verborgen gehaltene und daher sehr grosse lappige Geschwülste (zuweilen als Elephantiasis bezeichnet); sie kehren nicht wieder nach der Exstirpation.

b) Die harten Fasergeschwülste, die Fibroide, Desmoide sind bekanntlich am häufigsten im Uterus; ihre Structur ist im Allgemeinen bekannt, wenngleich es durchaus noch nicht recht klar ist, wodurch die auf der Schnittfläche so eclatant hervortretende eigenthümliche Faseranordnung und der schillernde Glanz bedingt ist. Das hier fest in einander verwebte Bindegewebe ist von eigenthümlich starrem, sprödem Gefüge. Bleiben wir zunächst bei den Fibroiden des Uterus stehen, so finden wir in ihnen in der Regel eine grosse Quantität organischer Muskelfasern, zuweilen ausgedehnte Verkalkungen, selten Verknöcherungen des Gewebes. Die Form, in welcher diese Geschwülste auftreten, ist entweder eine runde knollige, meist scharf abgegrenzte, und in diesen Fällen werden die Fibroide mehr oder weniger gestielt, je nachdem sie im Fundus oder im Cervix entstanden, in die Bauchhöhle oder in die Vagina hineinragend, oder sie sind weniger abgegrenzt, mehr interstitiell, zum Theil aus dem Orificium hervorragend; die letztere Form ist selten, besteht zuweilen ganz aus organischen Muskelfasern und ist nach verschiedenen Richtungen in Bündel zerreissbar. — Bei der Schwierigkeit, die operirbaren Uterusfibroide radical zu entfernen, ist es nicht zu verwundern, wenn locale Recidive eintreten.

An den Fascien und am Periost kommen auch nicht selten reine Fibroide vor; sie zeichnen sich durch ihre enorm feste Adhärenz an den umliegenden Weichtheilen aus, senden nicht selten eine Menge von knolligen Aesten in die nachbarlichen Weichtheile und sind daher zuweilen äusserst schwierig zu exstirpiren. Das Periost der Tibia ist ein Lieblingssitz dieser Geschwülste, und hier sind sie nicht selten schmerzhaft; auch von dem Periost der Clavicula sah ich zwei Fibroide exstirpiren; bei diesem Sitz verknöchern sie nicht selten theilweise. Die Fascien des Oberschenkels, der Bauchdecken, des Rückens produciren auch zuweilen Fibroide. Als fibröse Nasen- und Nasen-Rachenpolypen tritt diese Geschwulstform ferner noch auf; im Knochen ist sie selten, ich sah sie nur im Oberkiefer, noch seltener in Drüsen, z. B. in der Brustdrüse, häufiger wieder an Nervenstämmen als Neurome.

Die Fibroide zerstören die Knochen durch Druck, wenn sie in ihrer Nähe sind, und werden dadurch gefährlich, z. B. wenn sie als fibröse Rachenpolypen nach oben wachsen und die *Basis cranii* durchbrechen. — Die Hauptgefahr dieser Geschwülste liegt in den Blutungen; eine Neigung zu oberflächlichen Ulcerationen mit der fest verwachsenden Haut ist ihnen eigenthümlich; aus diesen scheinbar unbedeutenden Wunden können arterielle Blutungen von einer Heftigkeit eintreten, dass sie die Kranken fast anämisch machen; diess gilt in gleicher Weise für fibröse Uteruspolypen, Nasenpolypen, Fascien- und Periostfibroide. Die Geschwülste sind enorm arm an capillaren Blutgefässen, enthalten jedoch eine Anzahl kleinerer Arterien; diese haben keine deutliche Adventitien, indem letztere in das fibroide Gewebe aufgegangen ist; wird daher eine kleine Arterie erodirt, so klafft die Oeffnung starr, weil sich das Gefäss nicht zurückziehen kann; so erkläre ich mir den Widerspruch, dass die blutärmsten Geschwülste am heftigsten bluten können.

Mir ist kein sicher constatirter Fall bekannt, dass reine Fibroide nach der radicalen Operation recidivirt wären und sich allgemein über den Körper verbreitet hätten. Die Fälle von Paget kann ich nicht recht als reine Fibroide anerkennen; es sind Combinationen mit Sarcomen. Die Fibroide können sich nämlich mit verschiedenen Formen des Sarcoms combiniren und haben dann einen ganz andern Charakter. Ich sah ein Fibroid des Oberkiefers, welches mit Schleimgewebe combinirt war und drei Mal Recidive nach der Exstirpation machte; in anderen Fällen kommen Combinationen mit verschiedenen anderen Formen des Sarcomgewebes vor, und nach der Beschaffenheit des letzteren ist dann die Prognose zu stellen. In manchen Fibroiden (auch in denen des Uterus) finden sich kleine spaltartige Cysten, die jedoch ohne practische Bedeutung sind und über deren Entstehung noch histologische Untersuchungen fehlen. Nicht selten scheint die Combination der cavernösen Blutgeschwulst mit Fibroid vorzukommen; ich kenne Beispiele von Uterus- und Rachenpolypen, welche diese Combination darboten.

4. Die reinen Knorpelgeschwülste, Enchondrome,

sitzen am häufigsten an den Phalangen der Hand und an den Metacarpalknochen, selten an den Gesichtsknochen; sie wachsen sehr langsam, ohne Schmerz, und machen wegen ihrer festen Consistenz scheinbar keine Continuitätstrennung dieser kleinen Knochen, kommen dem Chirurgen daher gewöhnlich erst spät unter die Augen bei Leuten in mittleren Lebensjahren, wenngleich sie in der Jugend entstehen; fast immer sind es mehrere Geschwülste zugleich, und zwar entstehen sie in der Regel peripherisch in der Diaphyse der Knochen; ich habe es nie gesehen, dass ein Enchondrom die Corticalsubstanz eines Röhrenknochens blasig auftreibt, wenngleich isolirte Enchondromheerde mitten in der Marksubstanz entstehen können; diese Geschwülste pflegen vielmehr den Knochen vollständig zu durchwachsen. Wenn sie sehr gross werden, können sie mehr oder weniger verknöchern; die hier gebildete Knochensubstanz ist aber eine höchst unregelmässige, zum Theil mehr eine Knorpelverkalkung, und hat grosse Neigung zu necrotisiren, zumal wenn die Geschwulst anfängt von aussen nach innen zu ulceriren. Bei Männern scheint die Enchondrombildung häufiger zu sein als bei Frauen. Wenngleich diese Geschwülste an einer oder beiden Händen zugleich in grosser Anzahl auftreten, so kommen doch nach der Exarticulation der erkrankten Finger locale Recidive nicht vor; wohl aber ist in neuerer Zeit wiederholt allgemeinere Enchondrombildung besonders in den Lungen beobachtet.

Die Enchondrome können ausserdem in Form der Cystoide und Gallertgeschwülste auftreten und haben dann einen ganz andern klinischen Charakter, wovon mehr bei der zweiten Gruppe (s. unten). Auch combinirt sich in den Speicheldrüsen Knorpelbildung zuweilen mit drüsenähnlichen Geschwülsten, im Hoden auch nicht selten mit medullaren Geschwulstformen; letztere bestimmen dann aber die chirurgische Bedeutung.

5. Die Exostosen

kommen nur am Knochen vor und unterscheiden sich von Osteophyten und Knochencallus, wie die Geschwülste überhaupt sich von chronischen Indurationen und Narben unterscheiden. Osteophyten entstehen in Folge eines chronischen periostitischen Processes und sind bis zu einem gewissen Maasse einer Rückbildung fähig, namentlich kann der Callus bei Fracturen sich mit der Zeit erheblich verkleinern (besonders bei den Fracturen der Clavicula bei Kindern schön zu beobachten).

Exostosen sind meist ziemlich circumscripte Knochengeschwülste und bilden sich niemals zurück. Es giebt davon zwei differente Arten:

a) Die spongiöse Exostose mit Knorpelüberzug, ***Exostosis cartilaginea, Ecchondrosis,*** entsteht nur an der Verbindung der Epiphysen und Diaphysen bei Individuen bis zum 24. Jahre, also in der Zeit, wo die Diaphysen noch von den Epiphysen durch einen Knorpelstreif getrennt sind; letzterer wächst wahrscheinlich primär aus und verknöchert allmälig. Tibia, Fibula, Humerus sind von diesen Geschwülsten bevorzugt; die spongiöse, sehr blutreiche Knochenmasse hängt mit der gleichen Substanz des oberen oder unteren Endes der betroffenen Knochen innig zusammen; ein dickes Perichondrium lässt sich von der $1—1\frac{1}{2}'''$ dicken, oberflächlich aufliegenden Knorpelschicht leicht trennen, daher sind diese Exostosen leicht bis an den Knochen freizulegen; wegen der Nähe der Gelenke sind diese Geschwülste zuweilen nicht ohne Gefahr zu exstirpiren; man forcire in diesen Fällen niemals die Operation bis zur Eröffnung der Gelenkkapsel; nach Syme's Beobachtungen sollen diese Exostosen nach Vollendung des Skelets einen Stillstand im Wachsthum machen.

b) Die Elfenbeinexostose kommt ebenfalls bei jugendlichen Individuen vor; sie hat weder einen besondern Periost- noch einen Knorpelüberzug, ist uneben höckrig auf der Oberfläche und sitzt vorwiegend an den Gesichts- und Schädelknochen, auch am Schulterblatt; sie ist im Ganzen recht selten.

Die Exostosen kehren nach der Resection der Geschwulst vom Knochen nicht local wieder; es können mehrere derlei Geschwülste zugleich auftreten, doch auch das ist recht selten.

6. Die Gefässgeschwülste, Angioplasmen.

Die Aneurysmen und Varices in ihren verschiedenen Formen werden gewöhnlich von den Pseudoplasmen ausgeschlossen und mit den Krankheiten der Venen und Arterien zusammen abgehandelt. Nur die Erweiterungen der Capillaren und der ihnen nahestehenden kleineren Venen und Arterien werden als sogenannte Telangiectasien, erectile Geschwülste, Blutschwämme hieher gerechnet. Man hat von ihnen zwei Arten zu unterscheiden:

a) Die Telangiectasie mit Gefässwucherung ist die gewöhnliche Form; sie kommt fast immer angeboren vor, hat ein ziemlich rasches Wachsthum der Fläche und der Tiefe nach, und besteht aus erweiterten und zum grossen Theil neugebildeten Capillar- und Uebergangsgefässen. Diese Telangiectasien können ein ganz verschiedenes Ansehen bieten, je nachdem die Gefässerkrankung sitzt: 1) oberflächlich in den Papillargefässen; dann entsteht ein kirschrother, kaum über die Haut erhabener Fleck, der sich allmälig ausdehnt, oder man sieht mit freiem Auge in der Haut eine Masse rother Aederchen, die scheinbar keinen Zusammenhang haben, oder in anderen Fällen als peripherische Ausläufer eines rothen Fleckes erscheinen; 2) tiefer in der Cutis oder im Unterhautzellgewebe; dann entsteht eine weich elastische Geschwulst meist von stahlblauer Farbe; wird dieselbe exstirpirt, so fällt sie stark zusammen und zeigt sich als eine hellröthliche gelappte Masse, die oft tief in's Fett, selbst bis in die Muskeln eindringen kann. Diese beiden Arten combiniren sich nicht selten und es entstehen dann kirschrothe weiche Geschwülste, die ganz und gar aus Gefässen bestehen und in denen alle Theile der Haut gleichmässig von der Gefässectasie und Gefässwucherung betroffen sind. — Die oberflächlichen Formen dieser Geschwülste zerstört man am sichersten und einfachsten durch Salpetersäure, die massigen Geschwülste der Art werden herausgeschnitten, oder, wenn man glaubt die Blutung nicht rasch stillen zu können, unterbunden oder mit der glühenden Schlinge abgebrannt; letztere beiden Methoden sind jedoch nicht so sicher wie die Exstirpation, da man bei ihnen nicht genau beurtheilen kann, ob man alles Krankhafte entfernt hat; kleine zurückbleibende Reste geben immer zu localen Recidiven Veranlassung. — Die Telangiectasien kommen nur in der Haut und durch Weiterverbreitung in oberflächlichen Muskeln vor, oft zu gleicher Zeit in grösserer Anzahl, doch rein entfernt kehren sie nicht wieder, auch bilden sich niemals secundär derlei Geschwülste in inneren Organen.

b) Die cavernöse Blutgeschwulst, cavernöse Ectasie der Venen; sie sieht auf dem Durchschnitt aus wie das *Corpus cavernosum penis* und hat auch ziemlich dieselbe Structur; nach der Exstirpation ist alles Blut ausgeflossen und man sieht mit freien Augen ein gröberes oder feineres weisses, stark zusammengezogenes Maschenwerk, in welchem sich einige Blutgerinnsel oder zuweilen auch kleine Venensteine finden. (Ganz analog diesen Bildungen ist die cavernöse Lymphgeschwulst, in welchen das betreffende Maschenwerk mit einer lymphartigen Flüssigkeit gefüllt ist; diese Geschwulst kommt in der Zunge und Lippe als *Makroglossia* und *Makrochilia congenita* vor.) — Die cavernösen Venengeschwülste können sich in verschiedenen Formen darstellen: α) sie sind streng abgekapselte Geschwülste und hängen sehr innig mit grösseren Venen, z. B. am Vorderarm zusammen; β) sie haben bestimmte Umgrenzungen, doch werden sie nur von sehr kleinen Venen- oder Arterienästen gespeist, wie z. B. die meisten Geschwülste der Art in der Leber; γ) sie sind ohne bestimmt fühlbare Grenzen, breiten sich mit einer Menge feiner Fortsätze weithin im Unterhautzellgewebe aus, an diese schliessen sich zuweilen wieder varicose Venen, und so ist denn zuweilen eine Grenze bei der Operation gar nicht zu finden, zumal da das Gewebe nach Entleerung des Blutes fast gar nicht aufzufinden ist, weil es so collabirt, dass man es nicht vom Unterhautzellgewebe unterscheiden kann; δ) sie combiniren sich im Unterhautzellgewebe mit fibroidem Gewebe, mit circumscriptem und diffusem Lipom, in der Cutis mit Warzenbildungen. — Die feineren Verhältnisse bei der Entwickelung dieser Geschwülste sind noch nicht aufgeklärt. Man nimmt gewöhnlich an, dass sich die kleinen Venen ausdehnen und ihre aneinanderstossenden Wandungen resorbirt werden; hierfür sprechen manche Fälle, in denen sich Venenectasien in der Nähe der cavernösen Blutgeschwülste befinden, auch die Art und Weise, wie diese Geschwülste im Knochen entstehen; in vielen anderen

Fällen fehlt jedoch der Nachweis für diese Entstehungsart und es sind die Forschungen in dieser Richtung noch immer fortzusetzen. — Zuweilen kommen auch die cavernösen Blutgeschwülste angeboren vor, doch ist diess im Allgemeinen selten, meist treten sie ohne bekannte Veranlassung bei jugendlichen Individuen auf, oft zu gleicher Zeit in grösseren Mengen über einzelne Körpertheile verbreitet. Sie wachsen langsam, verwandeln aber alle naheliegenden Theile allmälig in cavernöses Gewebe, zerstören Muskeln und selbst Knochen bis zur vollständigen Perforation. Ihr Hauptsitz ist im Unterhautzellgewebe; die Haut über ihnen ist entweder unverändert normal, oder stahlblau gefärbt von dem durchschimmernden Venenblut; die Geschwülste sind bald grösser bald kleiner, zuweilen äusserst schmerzhaft bei der leisesten Berührung, bieten immer deutliche Fluctuation dar, wenn sie nicht mit anderen Geweben combinirt sind. Wenn sie exstirpirt sind, fallen sie mindestens auf den vierten Theil ihres Volumens zusammen, da die Schwellung nur durch den Blutinhalt bedingt ist. Rein exstirpirt kehren sie local nicht wieder, doch die reine Exstirpation ist zuweilen sehr schwierig, oft unmöglich. Sich selbst überlassen erreicht die cavernöse Venenectasie eine enorme Ausbildung und wird, da sie im Gesicht und am Schädel nicht selten vorkommt, tödtlich durch Zerstörung der Schädelknochen; zugleich können sich dann auch in inneren Organen cavernöse Geschwülste bilden, in Leber, Milz, Nieren. In der Leber kommen diese Geschwülste nicht selten primär vor, doch erreichen sie nie eine solche Ausdehnung, dass sie von aussen gefühlt und diagnosticirt werden könnten, sie zerstören theilweise das Leberparenchym, ohne erhebliche Störungen in der Leberfunction zu machen. — Die ersten schönen Untersuchungen über die cavernösen Blutgeschwülste verdanken wir Rokitansky.

Der *Naevus telangiectodes*, das Feuermaal, verhält sich anatomisch etwa wie die Telangiectasie, nur dass die Ectasie der Papillarschlingen eine besonders bedeutende ist; er ist immer angeboren und hat kein selbstständiges Wachsthum, vergrössert sich nur relativ mit dem Wachsthum des betreffenden Hautstücks.

7. Die hornigen Excrescenzen

sind Verdickungen des hornigen Theils der Epidermis mit gleichzeitiger Theilnahme des Papillarkörpers der Haut. Bei den Schwielen und Hühneraugen ist die übermässige Bildung von Epidermis die Hauptsache, ebenso bei den Hauthörnern, die auch von den Wandungen der Atherome ausgehen können; bei den Warzen tritt die Wucherung der Hautpapillen mehr in den Vordergrund, ebenso bei den warzigen Excrescenzen, welche sich auf der Haut bei gleichzeitiger Elephantiasis bilden. Die Warzen treten besonders bei Kindern zuweilen in ungeheurer Menge an der Hand auf, bilden sich jedoch nicht selten spontan wieder zurück. Die Warzen an der Unterlippe sind selten, ihr verhornendes Epithel ist weicher als das der Cutis; so lange die Degeneration auf die Papillen beschränkt ist, sind sie ungefährlich; diess sind die **ursprünglich als Cancroide** bezeichneten Geschwülste; sie kehren nach reiner Exstirpation nicht wieder; schreitet durch wiederholte Reizung der Warze der Wucherungsprocess aber auf die nahegelegenen Theile fort, so kann aus der Warze ein Epithelialcarcinom werden; der Name Cancroid ist jetzt so vollständig auf die Epithelialcarcinome übergegangen, dass man die letzteren alle als Cancroide bezeichnet; wir kommen bei den Carcinomen (in der 3. Gruppe) darauf zurück.

II.

Geschwülste, welche oft local recidiviren, selten auf innere Organe übergehen.

1. Die drüsenähnlichen Geschwülste, Adenoide, die partiellen Drüsenhypertrophien.

Sie haben ihren Namen von ihrem drüsenähnlichen Ansehen ursprünglich erhalten und kommen fast nur in der Brustdrüse vor. Ihre Bedeutung hängt immer von der Natur desjenigen neugebildeten Zwischengewebes ab, welches die Acini zusammenhält. Die Drüsenhypertrophie an sich ist daher in Bezug auf die Prognose nicht zu verwerthen, sie combinirt sich mit den verschiedensten Gewebsformen. Eine wahre Drüsenneubildung kommt übrigens vorwiegend nur an den einfachen Schlauch- und Traubendrüsen vor und combinirt sich am häufigsten mit einem gallertigen Bindegewebe; diese Productionen stellen die sogenannten **Schleimpolypen** dar von verschieden hoher Organisation, im Ganzen immer analog der Schleimhaut, auf welcher sie entstehen, daher als lappige, polypöse Hypertrophie der Schleimhäute aufzufassen, sie sind am häufigsten an der Schleimhaut der Nase, des Rectum, des Uterus; aus den in ihnen enthaltenen Schleimdrüsenacini können sich kleinere oder grössere Schleimcysten bilden (**Blasenpolypen**). Da bei der Entwickelung dieser Schleimpolypen in der Regel eine krankhafte Disposition der ganzen Schleimhaut vorliegt, so bildet sich nicht selten nach der Exstirpation der einen Geschwulst bald wieder eine neue, abgesehen davon, dass die radicale Exstirpation dieser Polypen schwer mit Sicherheit zu machen ist. — Eine Wucherung der Schweissdrüsen und Talgdrüsen kommt ebenfalls vor, ist jedoch jedenfalls äusserst selten; ich habe sie nie beobachtet. — Hypertrophie der zusammengesetzten Schlauchdrüsen (Hoden, Nieren) ist bisher nicht mit Sicherheit nachgewiesen. — Von den zusammengesetzten acinösen Drüsen scheint die Mamma die einzige, wo nicht allein ein selbstständiges übermässiges Wachsthum einer oder beider Drüsen vorkommt, sondern auch einzelne Läppchen, jedoch mit abnormer Zwischensubstanz, hypertrophisch werden können. (Ich folge hier der bisher allgemeinen Annahme, während nach meinen Untersuchungen in diesen Geschwülsten eine Neubildung von Acini nicht vorkommt.) Von diesen Adenoiden haben wir hier besonders zu sprechen. In reinster Form sehen sie ungefähr aus wie die in Lactation begriffene Drüse, doch ist dieser Vergleich auch nur annähernd richtig, da man die kleinsten Drüsenläppchen in den Hypertrophien nie so deutlich sieht und fühlt, wie bei der physiologisch geschwollenen Drüse; diess kommt daher, dass in den Geschwülsten das Zwischengewebe niemals so vollkommenes Bindegewebe ist, wie in der gesunden Mamma. Die Adenoide sind von sehr hellröthlich-gelblicher Farbe, auf dem Durchschnitt lässt sich in der Regel eine breiig-schleimige Flüssigkeit von der Schnittfläche abstreichen; letztere würde in vielen Fällen von derjenigen eines Carcinoms kaum zu unterscheiden sein, wenn sie nicht immer kleine Spalten (die Milchgänge mittleren Kalibers) enthielte, die man bei sorgfältiger Untersuchung mit freiem Auge nie vergeblich suchen wird, ausserdem ist die Geschwulst in der Regel scharf abgegrenzt, von einer besondern Kapsel umgeben und dadurch schon vom Carcinom unterschieden. Diess die anatomischen Charaktere; wie sich dieselben verändern, so verändert sich auch die klinische Bedeutung: ist die Geschwulst ganz hart und spröde auf dem Durchschnitt, lässt sich kaum etwas Serum von der Schnittfläche ausdrücken, so erkennt man daraus die Prävalenz eines fibroiden Zwischengewebes, und die Geschwulst gehört mehr zu den Fibroiden. Ist die Schnittfläche von einem zähen glasigen Schleim bedeckt und hat sie eine mehr hellrothe Farbe, so besteht die Zwischensubstanz zwischen den Drüsenacinis aus Schleimgewebe, und danach ändert sich etwas die Prognose (s. die gallertigen Geschwülste). Auch zum Carcinom und zu den medullaren Geschwülsten können sich diese Adenoide hinneigen und in diese schliesslich übergehen, wovon später. Immer finden sich in ihnen aber die kleinen Spaltöffnungen, welche nie in den primären Carcinomen der Drüse vorkommen, sich aber in den primären Adenoiden allmälig zu grösseren Cysten ausdehnen können; endlich können auch die Acini sich zu Schleimcysten erweitern, und so erfolgt die Umbildung in die Cystoide und Cystosarcome.

Die Adenoide der Brust kommen fast in allen Altern vor vom 12. bis zum 60. Lebensjahre, sowohl bei Verheiratheten als Unverheiratheten, bei Frauen mit und ohne Kinder. — Ihre Diagnose ist manchmal recht schwer, besonders im Anfang; sind es nur Knoten von Bohnen- bis Nussgrösse, so sind sie nicht zu unterscheiden von Anschoppungen einzelner Acini, wie sie bei Frauen, abgesehen von der Lactationsperiode, und auch bei jüngeren und älteren Mädchen oft vorkommen, bewegliche, schmerzlose Knoten, über welche man anfangs gar kein bestimmtes Urtheil abgeben kann; erst der Verlauf und der Erfolg resorbirender Arzneimittel klärt uns auf, ob wir es mit einer chronisch-entzündlichen Anschoppung oder mit einem Tumor zu thun haben. Wächst der Knoten, wird höckrig, gelappt, bleibt aber schmerzlos, behält seine fest elastische Consistenz und ist in der Drüse selbst und unter der Haut verschiebbar, so ist die Diagnose auf Adenoid mit Wahrscheinlichkeit zu stellen, zumal wenn das Wachsthum sehr langsam ist und die Geschwulst einem jugendlichen Individuum angehört. Bei älteren Individuen tritt an dergleichen Geschwülsten nicht selten eine allmälige Umwandlung ein: die Geschwulst wird, schmerzhaft, wächst rascher, wird in der Umgebung sehr hart, auf der Höhe weich und im Ganzen immer unbeweglicher, bis man endlich nicht mehr zweifelt, dass man es jetzt mit einem Carcinom zu thun hat, zumal wenn auch die Achseldrüsen anfangen zu schwellen. Derartige Metamorphosen der Adenoide in Carcinome kommen vor und lassen sich anatomisch nachweisen. — Im Allgemeinen ist die Prognose bei den Adenoiden gut, um so besser, je jugendlicher das Individuum und je fibröser zugleich das Geschwulstgewebe ist; je mehr sich das Zwischengewebe den gallertigen, breiigen oder medullaren Sarcomen annähert, je älter die Individuen sind, um so schlechter die Prognose; es erfolgen zunächst örtliche Recidive, die sich jetzt als reine Carcinome verhalten. Ich würde es früher nicht geglaubt haben, dass in solchen Fällen früher wirklich ein Adenoid exstirpirt sei, wenn ich mich nicht durch eigene Untersuchung davon überzeugt hätte; das Recidiv wird exstirpirt, kehrt jedoch rasch local wieder, dann in inneren Organen und in den Knochen in manchen Fällen mit Uebergehung der Achseldrüsen, in anderen, nachdem auch diese zu Carcinomen degenerirt sind; diese secundären Geschwülste tragen fast immer einen medullaren Charakter. — Ueber die Ursachen solcher carcinösen Entartung der Adenoide besonders bei älteren Frauen ist nichts Bestimmtes festzustellen; aus einigen Fällen glaube ich entnehmen zu dürfen, dass Kummer, Sorgen und Elend, wie auch A. Cooper monirt, dazu beitragen können. — Die Adenoide sind daher immer mit Vorsicht zu prognosticiren, wenngleich bei der reinsten Form der schlimme Ausgang zu den Seltenheiten gehört, und, wie bemerkt, bei jugendlichen Personen nie zu befürchten ist, es sei denn, dass die Geschwulst gleich anfangs einen wahrhaft medullaren Charakter an sich trage.

Manche Sarcome der Speicheldrüsen können auch zuweilen ein drüsenähnliches Aussehen darbieten, doch ist diese Aehnlichkeit sehr weit hergeholt; wir wollen diese Geschwülste bei den weichen Sarcomen besprechen.

2. Die Gallertgeschwulst, Colloidgeschwulst, Myxoma, Collonema, Colloidkrebs, Alveolarkrebs.

Geschwülste von der Consistenz und Farbe des gekochten Leims gehören den verschiedensten Geweben an und sind sehr mannigfaltiger Combinationen fähig. Wenn sie auch histologisch nicht zusammengehören (man geräth zuweilen mit ihnen in Verlegenheit, ob sie Knorpel, Bindegewebe oder Secret sind), so bilden sie klinisch doch eine Gruppe, insofern sie alle eine grosse Neigung zu localen Recidiven haben, einige von ihnen sich aber auch nicht selten über den ganzen Organismus verbreiten. Man kann mit freiem Auge zunächst zweierlei Formen dieser Gallertgeschwülste unterscheiden, die sich durch das Mikroskop noch in mehrere Unterabtheilungen zerlegen lassen.

a) Homogene Gallertsarcome: sie sind selten in reiner Form, zeigen auf der Schnittfläche immer eine Menge von feinen rothen Punkten, kleine Extravasate, übrigens keinerlei weitere Structur. Sie kommen vorwiegend auf Fascien vor, combinirt mit fibroider Masse, mit weicher oder selbst medullarer Sarcommasse, ferner in der Brustdrüse combinirt mit Adenoiden und Cystenbildungen, auch in der Speicheldrüse, endlich im Oberkiefer mit Fibroid oder mit Fibrosarcom combinirt. Locale Recidive treten nicht selten auf, je nach der Natur der Combination mit mehr oder weniger gefährlichem Charakter.

b) Areoläre Gallertgeschwülste: an ihnen sieht man mit blossen Augen eine Menge weisser Kapseln, in welchen die Gallerte eingeschlossen ist; ist diese sehr flüssig, so geht die Geschwulst in den Charakter des Cystoids oder Cystosarcoms über, wie bei den im Eierstock und in der Schilddrüse (als *Struma lymphatica* mit accidenteller Tuberculisirung, Verkreidung, Extravasation etc.) so häufig vorkommenden Geschwülsten.

Gallertenchondrome sehen fast ebenso aus, man kann sie zuweilen als solche nur mit Hülfe des Mikroskops diagnosticiren; in andern Fällen ist neben der Gallerte für das freie Auge deutlich erkennbare Knorpelmasse vorhanden. Der weiche Knorpel ist hier keinenfalls immer durch Erweichung des festgewesenen entstanden, sondern als solcher meist primär gebildet, indem die Interzellularsubstanz nicht die normale Härte erreichte. Der Lieblingssitz dieser Geschwülste ist das Schulterblatt, der Oberschenkel, die Beckenknochen; sie machen oft sehr hartnäckige locale Recidive und führen zuweilen zu allgemeiner Enchondrombildung auch in inneren Organen.

Die Gallertcarcinome haben kleinere, zum grössten Theil mikroskopische Alveolen und kommen vorwiegend in der Leber, im Rectum vor; sie sind äusserst selten, verbreiten sich aber schliesslich massenhaft z. B. als kleine Knötchen über das ganze Peritonäum. Sie sind von den Gallertenchondromen, so weit meine Erfahrung reicht, nicht wesentlich unterschieden, ausser dass neben ihnen keine ausgebildete Knorpelmasse vorkommt.

3. Die Cystoide und Cystosarcome.

Unter Cystoiden versteht man ein Convolut von Cysten ohne weitere Geschwulstmasse ausser den Cystenwandungen und dem Cysteninhalt. Sie kommen in dieser reinsten Form selten vor und enthalten dann entweder reines Serum oder Schleim, der durch Blut vom hellen Gelbroth bis zum Dunkelbraun gefärbt sein kann; ihr Vorkommen ist fast nur auf die Eierstöcke, den Hoden, die Hals- und Sacralgegend beschränkt, in letzteren Fällen meist angeboren als sogenanntes Cystenhygrom. — Die Cystoide kehren, wenn man sie rein exstirpiren kann, nicht wieder; nur im Hoden sah ich nach einem reinen Cystoid medullare Geschwülste in der Bauchhöhle sich entwickeln.

Cystosarcome nennt man Geschwülste, welche theils aus festem Gewebe, theils aus Cysten bestehen. Fast alle Arten von Cysten können mit fast allen Arten von Geweben complicirt vorkommen; die Natur der letzteren bestimmt die Prognose. In die Cysten hinein kann die Wucherung des Gewebes vorschreiten in Gestalt kolbiger polypöser Vegetationen oder papillarer Excrescenzen, besonders in der Brustdrüse: *Cystosarcoma phyllodes, proliferum Mülleri.* — Von den unzähligen Combinationsmöglichkeiten sind folgende die häufigsten: in der Brustdrüse: Adenoid, Gallertgeschwulst mit Cysten combinirt; im Hoden: Cysten mit Knorpelbildung und medullarem Carcinom (gelegentlich mit Knochenbildung, Perlgeschwülsten, Pigment, Muskelfasern etc.); in den Knochen besonders Ober- und Unterkiefer: feste gelbröthliche Sarcommasse mit Schleimcysten combinirt, oder knochige Cystoide mit etwas Sarcommasse an den Wandungen der Schleim enthaltenden Cysten; angeborene in der Sacralgegend: Sarcommasse mit Knorpel und ausgedehnter Gefässentwickelung etc.

4. Die festen Sarcome.

Der Name Sarcom ist von den Alten höchst unglücklich gewählt; es soll bedeuten Fleischgeschwulst, was man sich nun aber unter „Fleisch" vorstellen soll, ist unklar; Neuere haben darunter Muskelsubstanz verstehen wollen, dann würde das Sarcom eminent selten sein und in reiner Form gar nicht vorkommen, es wäre fast nur mit dem Mikroskop zu diagnosticiren. Histologisch versteht man jetzt unter Sarcomgewebe ein solches, welches verschiedene Entwickelungsstufen des Bindegewebes repräsentirt: granulationsähnliches Gewebe, Virchowsches Schleimgewebe mit mehr oder weniger Interzellularsubstanz bis zum fibrösen Gewebe hin, Gewebe aus spindelförmigen Zellen bestehend, ohne Interzellularsubstanz (tissu fibroplastique, Lebert), oder mit gallertiger oder fibröser Interzellularsubstanz. Alle diese Gewebe führen so lange den Namen Sarcom, als sie ohne bestimmte areoläre Anordnung durcheinanderwachsen, nur nach gewissen Faserrichtungen, zuweilen auch selbst ohne diese. Dem äussern Ansehen nach unterscheide ich: die festen Sarcome, die breiigen Sarcome, die medullaren Sarcome, von denen letzteren bei den medullaren Geschwülsten die Rede sein soll. — Allgemein charakteristisch für die Sarcome ist eine kuglich höckrige Form, strenge Abgrenzung von den Nachbargeweben und fast ausschliesslich centrales Wachsthum der Geschwülste mit der Richtung nach der Oberfläche der Haut, ohne die Nachbarorgane in krankhaftes Gewebe umzuwandeln, sondern dieselben nur verdrängend, Neigung mit der Haut zu verwachsen und oberflächlich zu ulceriren. Die Consistenz, die Farbe und Beschaffenheit der Schnittfläche ist äusserst verschieden; letztere pflegt durchaus homogen zu sein, ohne irgend welche Structur mit freiem Auge erkennen zu lassen.

Unter den festen Sarcomen verstehe ich solche, welche eine fest elastische Consistenz haben, eine schmutzig hell gelbröthliche Schnittfläche, die sich in der Regel an der Luft dunkler färbt, und von der sich ein wenig trübes Serum ausdrücken lässt.

Diese Sarcome kommen zunächst vor im Unterhautzellgewebe

und in der Cutis, zeichnen sich hier durch ihr äusserst langsames Wachsthum aus und haben eine speckige wachsglänzende Schnittfläche; sie entspringen häufig von den Fascien an den Bauchdecken, Oberschenkel (besonders bei Frauen), auf der Schulter, am Rücken. Je langsamer sie gewachsen sind, je amorpher ihre Structur, um so unschädlicher sind sie; ihre Combination mit deutlich fibroider Substanz oder mit medullarer Masse macht sie der localen oder allgemeinen Recidivfähigkeit verdächtig. Sie sind wie die Fibroide arm an Capillaren, enthalten jedoch wie jene kleine Arterien, aus denen, wenn sie erodirt sind, enorm heftige Blutungen auftreten können, wie bei den Fibroiden.

Die centralen Osteosarcome gehören ferner hierher (Myeloid tumour, Paget). Ihr Lieblingssitz ist im Unterkiefer, besonders bei Kindern; hier kommen sie am reinsten vor und combiniren sich zuweilen mit Schleimcystenbildungen und Entwickelung von Knochenbalken in der Sarcommasse; letztere liegt mitten in der Markhöhle des Knochens, die Corticalschicht erscheint blasig aufgetrieben und setzt ziemlich plötzlich vom gesunden Knochen ab. Diese Geschwülste des Unterkiefers kehren nur selten wieder, wenn sie gründlich resecirt sind. — In anderen Knochen, z. B. Ulna, Radius, Tibia, bei grösserer Entwickelung der Geschwulstmasse, bleiben die Verhältnisse der letzteren zum Knochen zwar dieselben, doch die Geschwulst selber verändert sich durch Tuberculisirung, Blutextravasate, Cystenbildungen, Verkalkungen und Verknöcherungen, ausgedehnte Gefässentwickelungen zuweilen so erheblich, dass man Mühe hat, die ursprüngliche Substanz der Geschwulst herauszuerkennen. Diese letzteren Sarcome kommen fast nur bei Erwachsenen in mittleren Lebensjahren vor, sie veranlassen meist die Amputation; metastatisch auftretende Geschwülste sind nach ihnen selten.

Diesen centralen Osteosarcomen sehr ähnliche Geschwülste finden sich auch am Zahnfleisch, bei älteren und jüngeren Leuten; sie führen hier den Namen Epulis, zeichnen sich durch ihre bläuliche Färbung (die Folge ihres Blutreichthums) aus, und enthalten nicht selten Knochenkerne; sie sind schwer rein zu entfernen und machen daher leicht locale Recidive; bei älteren Leuten mögen sie auch zuweilen in Cancroide übergehen.

Die Sarcome der Lymphdrüsen, das scrophulöse Sarcom (Langenbeck) gehört auch in den meisten Fällen zu den festen Sarcomen. Es beginnt als hypertrophirende Schwellung einzelner Lymphdrüsengruppen, anfangs oder überhaupt nur auf eine Region beschränkt, besonders am Halse oder in der Achsel. Es werden immer jugendliche, theils scrophulöse, theils aber auch anscheinend ganz gesunde Menschen davon befallen. Während man anfangs die einzelnen knotigen nierenförmigen Lymphdrüsen deutlich unterscheidet, verwachsen dieselben allmälig zu einem festen höckrigen Convolut, und trotz aller Antiscrophulosa und Resorbentia schreitet die Geschwulstbildung unaufhaltsam fort. Ist sie nur auf einen Theil, z. B. auf eine Seite des Halses beschränkt, so werden die Geschwülste um so grösser; finden sich an vielen Stellen dergleichen Tumoren, z. B. an beiden Seiten des Halses, an beiden Achseln, beiden Inguinalgegenden, im Abdomen etc., so werden die einzelnen Geschwülste nicht so gross. Dieselben können zuweilen die Grösse eines Manneskopfes überschreiten. Sie sind vollkommen indolent und erweichen in der Regel nicht. Sind die Geschwülste auf einen Theil beschränkt, so können sie endlich im Wachsthum anhalten und man kann sie mit Glück exstirpiren; ich kenne sehr wenig Fälle, wo ein solcher Stillstand des allgemeinen Processes, der hier offenbar zu Grunde liegt, eintritt; die meisten Fälle enden tödtlich; es wachsen die lymphdrüsenähnlichen Knollen an allen möglichen Körperstellen wie die Pilze hervor, endlich auch in den inneren Organen (Leber, Milz, Virchow), schliesslich tritt Marasmus ein und die Kranken sterben. — Auf dem Durchschnitt sehen die Geschwülste leimgelb aus, färben sich dunkler an der Luft; von der homogenen Schnittfläche lässt sich trübes Serum ausdrücken. — Nur bei kleinen Kindern habe ich eine Metamorphose und Erweichung dieser Geschwülste zu completer Markmasse gesehen. — Anhaltender Gebrauch von Jod befördert die Erweichung dieser Geschwülste und beschleunigt den Tod, und doch weiss man kaum andere Mittel anzuwenden. — Die Prognose dieser Geschwülste ergiebt sich aus dem geschilderten Verlauf.

5. Unter breiigen Sarcomen verstehe ich solche, welche aus einem grauröthlichen grützähnlichen körnigen weichen Brei bestehen, der durch feste derbe Bindegewebskapseln eingeschlossen ist; die Oberfläche der uneröffneten Geschwulst ist höckrig; dicht neben der einen Geschwulst entsteht eine andere und so fort, das ganze Conglomerat ist aber von dem Nachbargewebe, welches es resorbirt und verschiebt, streng zu trennen, was man freilich meist erst an dem exstirpirten Präparat wahrnimmt, da die Weichheit und Bröcklichkeit der bei der Operation einmal angeschnittenen Geschwulst während des Verlaufs der Operation oft nur sehr schwer die Grenzen erkennen lässt.

Als Prototyp dieser nicht so sehr häufigen Geschwulstform können die meisten Pseudoplasmen der Speicheldrüsen dienen, welche sich, wenn sie nicht mit knorpliger oder fibroider Substanz combinirt sind, in der Regel als breiige Sarcome verhalten; wobei der Brei so weich sein kann, dass er dem vorher untersuchenden Finger das deutliche Gefühl der Fluctuation darbietet, und die Geschwulst nach der Eröffnung wohl mit einem Atherom verwechselt werden könnte, von dem sie sich jedoch durch die oft sehr complicirte Gewebsorganisation unterscheidet. — Man muss bei diesen Geschwülsten immer den Sack mit exstirpiren, da sonst wohl sicher immer Recidive folgen. Haben sich die Geschwülste bei älteren Leuten entwickelt, so ist man auch bei radicaler Exstirpation nicht vor wiederholten örtlichen Recidiven sicher.

Auch an den Fascien und Sehnenscheiden kommen diese breiigen Sarcome vor, doch meist combinirt mit medullarem Gewebe; ich habe solche Geschwülste, wenngleich mit theilweise medullarem Charakter, in der Ellenbogenbeuge und an der Hand gesehen; im ersteren Falle bis jetzt vier Mal örtlich recidivirend nach jedesmaliger ausgiebiger radicaler Exstirpation. Je mehr diese Geschwülste den medullaren Charakter annehmen, je früher sie ulceriren, um so verderblicher sind sie; ihr Verlauf ist ein sehr viel langsamerer, als der rein medullarer Geschwülste, wenn auch sie vielleicht immer schliesslich medullar werden und durch Metastase auf innere Organe tödten.

6. Die weichen Papillärgeschwülste, Zottengeschwülste, Zottenkrebse, Condylome.

Sie stellen auf den Schleimhäuten dasselbe dar, was die hornigen Excrescenzen auf der Cutis. Die spitzen und breiten Condylome sind papilläre Wucherungen der Schleimhaut, welche bekanntlich vorwiegend an den Stellen sich entwickeln, wo äussere Haut in Schleimhaut übergeht; sie gehören ausschliesslich dem syphilitischen Krankheitsprocesse an. Ausserdem kommen Zottenwucherungen vor an der Nasenschleimheit, an der Harnblasenschleimhaut, am Zahnfleisch (sehr selten), an der Magenschleimhaut. In allen diesen letzteren Fällen bilden jedoch die Zotten nicht das einzige krankhafte Product, sondern sie sitzen entweder einer Geschwulstmasse auf, oder einem Gewebe, welches krankhaft degenerirt ist. Diese Geschwulstmasse trägt fast immer entweder einen cancroiden oder selbst medullaren Charakter, und danach ist die Prognose zu bestimmen; meist besitzen diese Zottenkrebse, welche auf der Oberfläche und in der Tiefe gleich destruirend wirken, nicht allein eine bedeutende locale Recidivfähigkeit, zumal da ihre Exstirpation fast nie radical beschafft werden kann, sondern es werden auch nicht selten die nahegelegenen Lymphdrüsen afficirt; zu inneren Metastasen kommt es bei ihnen jedoch sehr selten, so weit meine Erfahrung reicht, wovon die Ursache auch zum Theil in der Gefährlichkeit der Localitäten liegt, in denen sich diese Geschwülste entwickeln.

III.

Geschwülste, welche immer local recidiviren, dann in den nächst gelegenen Lymphdrüsen, endlich in inneren Organen auftreten.

Diese Gruppe von Geschwülsten enthält dasjenige, was man von jeher Carcinom und Scirrhus genannt hat. Von den Carcinomen sind in neuerer Zeit die Cancroide oder Epithelialcarcinome abgezweigt; sie haben allerdings manches Charakteristische auch in klinischer Beziehung, so dass wir also folgende drei Geschwulstformen zu betrachten haben:

1. Das Carcinom (*Carcinoma simplex*, Förster).

Es findet sich vorwiegend in der Brustdrüse, und kommt in der Regel bei Frauen zwischen 30 und 60 Jahren vor, selten früher, doch nicht so selten später. Ein harter oft gleich von Anfang an, in anderen Fällen erst später schmerzender Knoten entwickelt sich in der Brustdrüse, zuerst langsam, dann immer rascher. Der Knoten ist bald nicht mehr verschiebbar, verwächst mit dem *M. pectoralis*, auch mit der Haut, und breitet sich allmälig immer mehr aus, indem an der Peripherie neue Knoten anschiessen. Fette, magere Frauen, verheirathete, unverheirathete, schwächliche, gesunde, Frauen mit und ohne Kinder, arme und reiche, alle sind in gleicher Weise diesem Uebel ausgesetzt. — Hat die Geschwulst die Nähe der Warze ergriffen, so wird diese eingezogen; zuweilen sondert letztere eine seröse oder blutig-seröse Flüssigkeit ab. Bald treten nun auch Knoten in der Achselhöhle auf, die sich rasch vergrössern, immer grösser sind als sie nach der Untersuchung scheinen; selten werden die Halsdrüsen afficirt; meist ist nur eine Brust betroffen. — In anderen Fällen fängt die ganze Brust an zu schwellen, wird allmälig steinhart, die Haut dick, ödematös. Blaue Venen aber können bei allen einigermassen grossen und fest verwachsenen Geschwülsten der Brust die Haut durchziehen, sie sind kein sicheres Zeichen für Carcinom. — In noch anderen Fällen hat lange eine bewegliche schmerzlose Geschwulst bestanden, die aber später anfängt zu schmerzen, rascher zu wachsen und unbeweglich zu werden, auch die Drüsen in der Achseldrüse schwellen jetzt an, und die früher als Adenoid diagnosticirte Geschwulst stellt sich als Carcinom heraus. — Ich habe nie gesehen, dass die Frauen unter dem Einfluss dieser Geschwulstentwicklung bis zu dem geschilderten Stadium in Bezug auf ihr Allgemeinleiden, erheblich afficirt gewesen sind; sie leiden nicht anders als durch die besonders Nachts auftretenden stechenden Schmerzen, die aber gewöhnlich erträglich sind, und die Geschwulst, wenn auch in der Breite oft sehr ausgedehnt, erreicht in diesem (noch nicht erweichten) Stadium selten die Grösse eines Kinderkopfs. Es weist daher Alles darauf hin, dass man es bislang nur mit einem Localleiden zu thun hat; so wird es in neuerer Zeit von den meisten Autoren gewöhnlich angesehen. Es ist diese Anschauung sehr wichtig für das therapeutische und besonders für das operative Handeln, wie wir weiter unten sehen werden.

Bei der Operation dieser Geschwülste wird man noch mehr wie bei der vorhergegangenen Untersuchung wahrnehmen, dass man die Geschwulst nicht aus dem Gewebe der Brustdrüse hervorheben und isolirt exstirpiren kann, sondern dass man einen Theil des Gesunden mit entfernen muss, um alles Krankhafte sicher herauszubringen. Die Untersuchung des Präparats zeigte ferner, dass das Kranke vom Gesunden zwar ziemlich scharf abgegrenzt, doch beides an den Grenzstellen so innig in einander verwachsen ist, dass man es auch an dem Präparat nicht auseinander lösen kann. Die Geschwulstform ist zumal an der

Peripherie äusserst uneben; eine Masse Fortsätze, Anhänge, weisse Ramificationen verbreiten sich in das benachbarte Fett, und wenn die Haut noch nicht gänzlich mit dem Carcinom verschmolzen ist, laufen nicht selten eine Anzahl weisser Stränge zu ihr hinüber. Diese Art des Zusammenhangs der Geschwulst mit dem benachbarten Gewebe bildet für mich eines der Hauptkriterien der Carcinome. Schneiden wir jetzt die Geschwulst auf, so finden wir die Schnittfläche hell blassröthlich, körnig; drücken wir dieselbe oder streichen mit einem Scalpell darüber, so sehen wir einen weichen milchigen Brei hervortreten. Zuweilen zeigt die Schnittfläche gelbe käsig wie Tuberkelmasse aussehende verästelte Figuren; es sind tuberculisirte oder verfettete Zellenmassen, sie haben meiner Erfahrung nach keinen besonderen Einfluss auf die prognostische Bedeutung der Geschwulst; J. Müller hat danach eine besondere Art der Carcinome aufgestellt, *Carcinoma reticulare;* wir erwähnen diess nur noch aus Pietät für den unerreichbaren Anatomen und Physiologen.

Werden die Carcinome nicht in diesem Stadium exstirpirt, so beginnt zunächst gewöhnlich ein Knoten stärker zu prominiren, die Haut durchzieht sich auf der Höhe desselben mit feinen sehr engen blaurothen Gefässverzweigungen, wird glänzend, stark gespannt und platzt endlich mit einem Riss, oder es entsteht ein Bläschen darauf, mit dessen Ruptur die erste Excoriation zum Eclat kommt. Der prominente Knoten ist während des Hervordringens sehr weich geworden, fast fluctuirend, und die Schmerzen werden zuweilen darin ziemlich heftig. Werden die Geschwülste in diesem Stadium operirt, so zeigen sich die weichen Knoten als aus einer weissen medullaren Masse bestehend, die offenbar aus dem Carcinom hervorgegangen ist (wie wir durch die mikroskopische Untersuchung wissen, meist durch raschen moleculären Zerfall und fettige Degeneration, auch durch abnorm rasche Zunahme der Zellen).

Die anfangs kleine Excoriation auf dem erweichten Knoten greift rasch der Fläche nach um sich; so wie die papierdünne Haut erst zerstört ist, quellen die weichen Geschwulstmassen hervor, es bildet sich ein fungöses Geschwür mit jauchiger Absonderung. Bleibt der Erweichungsprocess noch eine Zeit lang localisirt, so bleibt es auch die Ulceration; die weiche fungös hervorgewucherte Substanz stösst sich gangränös aus, und es bildet sich ein kraterförmiges oder wenigstens vertieftes Geschwür mit wallartig erhabenen Rändern. — Greift die Erweichung rasch um sich, so wird auch das Geschwür immer grösser, während zugleich die Geschwulst an Umfang und Tiefe zunimmt. Wenngleich die fungösen Wülste um diese Geschwüre ziemlich hoch sind, so erreichen sie doch selten den Umfang wie beim offenen primitiven Markschwamm. In diesem Stadium leiden die Kranken weniger durch die Schmerzen in der Geschwulst, als durch die furchtbare Jauche, welche die Geschwürsfläche absondert; durch Blutungen, welche oft ohne jegliche Veranlassung, zuweilen nach leichter Reibung oder Stoss auftreten, werden die Kräfte immer rascher verbraucht. Die zunehmenden Achseldrüsengeschwülste confluiren allmälig mit dem Brustcarcinom und die Ulcerationsfläche geht auch auf diese über. Heftige neuralgische Schmerzen im betreffenden Arm, starke ödematöse Anschwellung desselben, in Folge der Compression der Nerven und Venen steigern die Leiden der unglücklichen Patientinnen, für die es jetzt kaum noch ein anderes Mittel als Morphium und wieder Morphium giebt.

Dieser höchste Grad der localen Entwicklung des Carcinoms kommt jedoch nicht bei allen Kranken zum Ausbruch. Der consequente Fortschritt des Carcinoms in die Tiefe kann zur Zerstörung der Rippen, endlich zum Durchbruch in die Pleurahöhle führen und die Kranken haben das Glück an Pleuritis zu sterben; doch zuweilen ist ihnen auch das nicht vergönnt: während das Carcinom in die Tiefe vorgeht, bildet sich bereits eine schleichende locale adhäsive Pleuritis aus, und das Carcinom geht ohne das Leben zu gefährden bis zur Lunge. Endlich sinken die Kräfte, welche wunderbar lange der Jauchung eines vielleicht tellergrossen Geschwürs widerstanden haben, und die Kranken sterben an Erschöpfung. — In noch anderen Fällen erreicht der locale Affect eine nur sehr geringe Ausdehnung; es tritt bald Abmagerung hinzu, Schmerzen in der Lebergegend, Icterus, leichte pleuritische Reizung, zuweilen Schüttelfröste mit unregelmässigen Intermissionen, Schweisse, Schmerzen in den Gelenken, continuirliches Fieber, kurz Erscheinungen, wie bei schleichender Pyämie, eine eminente Abmagerung in kurzer Zeit, grässliche Entstellung und Verzerrung der Züge; bei sonst kräftigen Individuen zieht sich das Ende zum Entsetzen der ganzen Umgebung in die Länge, bis endlich der oft vorher angeflehte Tod die Unglücklichen von ihrer unsäglichen Pein befreit. — Es ist für den Arzt immer traurig, bei Kranken mit unheilbaren chronischen Leiden zuzusehen, ohne anders als durch eine dauernde Allianz mit dem Bruder des Todes, dem Schlaf, künstlich durch Narcotica erzeugt, helfen zu können, doch ist mir das letzte Ende der Phthisiker immer noch weniger entsetzlich gewesen, als das der Carcinomkranken. Beide Krankheiten sind äusserst populär, und wenn man auch bemüht ist, den Kranken ihr Leiden zu verhehlen, so wissen es die meisten doch. Die gute Laune der Phthisiker ist bekannt; ein Carcinomkranker, besonders aber eine Frau mit Brustcarcinom beobachtet sich von dem Auftreten des ersten Knotens in der Brust mit Genauigkeit, und das schreckliche Bewusstsein, an einer unheilbaren Krankheit zu leiden, ist ihr viel schärfer bewusst als einem Phthisiker, und es tritt namentlich gegen das Ende der Krankheit immer mehr hervor. Selbstmord bei einem Phthisiker ist etwas äusserst Seltenes; bei Carcinomkranken kommt er häufiger vor; es ist nicht ohne Gefahr, leidenschaftlich aufgeregten Männern es zu deutlich merken zu lassen, dass sie unheilbar sind; ich erlebte einen Fall, wo sich ein Patient mit einem nicht operirbaren Unterkiefercarcinom erschoss, nachdem er merkte, dass er nicht operirt werden konnte, wenngleich er möglichst vertröstet und zur Geduld und Hoffnung ermuthigt war.

Kommen wir nun auf die Sectionsbefunde, welche sich bei den an Carcinomen verstorbenen Kranken darbieten. Zuweilen finden wir gar keine Geschwülste in inneren Organen, besonders dann, wenn der locale Process sehr ausgedehnt und durch die Jauchung und Erschöpfung der Kräfte der Tod erfolgt war. — In anderen Fällen entwickeln sich bei den Brustkrebsen vorwiegend Carcinome in der Leber, und zwar oft in grosser Ausdehnung; ferner Carcinome in den Lungen und an der Pleura, wo sie nicht selten den Charakter narbiger weisser Striemen darbieten; endlich zuweilen Carcinome in den Knochen. Alle diese secundären Carcinome verhalten sich als weisse weiche Knoten, als Markschwämme; das feste körnige Carcinom, wie wir es in der Mamma so eben beschrieben haben, kommt in den inneren Organen überhaupt nicht leicht vor, weder primär noch secundär. Wir sehen also, dass Geschwulstmassen von medullarer Beschaffenheit sich mit Carcinom combiniren können, theils aus letzterem hervorgehend, theils sich ihm in anderen Organen beigesellend, ähnlich wie nach verschiedenen Formen von Sarkomen medullare Geschwülste in inneren Organen auftreten können. Trotzdem ist die medullare Geschwulst von dem Carcinom zu trennen, weil es Geschwülste giebt, welche von Anfang an rein medullar sind und auch gewöhnlich einen etwas anderen Verlauf nehmen, als die Carcinome; erweichen die letzteren zu medullarer Masse, so bekommen sie dadurch auch die klinischen Eigenschaften der medullaren Geschwülste, d. h. sie verbreiten sich mit grosser Sicherheit und Geschwindigkeit auf die inneren Organe. — Was die Dauer des Verlaufs der Brustcarcinome betrifft, so ist dieser ungemein verschieden, der mittlere Durchschnitt ist etwa 2—2½ Jahre; ich glaube bemerkt zu haben, dass der Verlauf um so rascher ist, je jünger die Individuen und je weiter die Erweichung vorgeschritten war; manche Fälle machen den Beobachter ganz irre an dergleichen allgemeineren prognostischen Merkmalen; ich habe einen Fall gesehen, wo eine Frau von 24 Jahren nach der Exstirpation eines noch harten hühnereigrossen, seit 6 Monaten bestehenden Brustcarcinoms starb und sich bereits mehrere Tumoren in der Leber fanden, andere Fälle, wo man bei älteren Frauen mit grossen fungös ulcerirten Carcinomen, deren erste Entstehung schon von 5—6 Jahren her datirte, bei der Section gar keine secundären Carcinome fand. Doch das sind im Ganzen Ausnahmen von dem gewöhnlichen Verlauf.

Was die Carcinome in anderen Körpertheilen betrifft, so sind sie sehr selten im Unterhautzellgewebe; sie kommen vor im Oberkiefer mit grosser localer Recidivfähigkeit, und mit Lymphdrüsengeschwülsten am Halse, fast nie auf innere Organe übergehend, sondern in der Regel durch die Ulceration oder durch Perforation der *Basis cranii* tödtend. — Die Carcinome des Hodens sieht man selten als solche, sondern meist schon als medullar erweichte Geschwülste, nur wenn man sie sehr jung zu exstirpiren Gelegenheit hat, was wegen der Schwierigkeit der Diagnose bei dem ersten Anfang einer Hodeninduration selten vorkommt, findet man zuweilen auf der Schnittfläche hellgelbröthliche körnige Carcinome, welche sich besonders auch durch grosse Neigung zur Tuberculisirung auszeichnen. In anderen Fällen beginnt die Geschwulst gleich als Markschwamm. Die Carcinome kommen gelegentlich noch an manchen anderen Stellen vor, doch die genannten sind die häufigsten. Sie combinirten sich in der Brustdrüse nicht selten mit Scirrhus, worüber bei letzterem weiter die Rede sein soll. — Es scheint nach den jetzt vorliegenden Beobachtungen ausser Zweifel zu sein, dass die Anlage zu Carcinombildung erblich ist, wenngleich nur in geringem Grade im Vergleich mit der Erblichkeit zu Anlage von Tuberculose und Scrophulose. Die Erblichkeit beweist übrigens nichts dafür, dass die Carcinosis primär ein Allgemeinleiden ist; es giebt viele locale Affecte, z. B. Muttermäler, Hasenscharte, welche auch erblich sind.

Die Frage, ob man Carcinome operiren soll und wann es noch gerathen ist, die Operation vorzunehmen, ist zu verschiedenen Zeiten sehr verschieden beantwortet. Wenn man von der Ansicht ausgeht, dass die zuerst auftretende Geschwulst bereits das Product einer Allgemeinkrankheit ist, die man in dem anscheinend gesunden Menschen voraussetzt, so wird man sich freuen, dass der Krankheitsstoff sich endlich localisirt hat, und wird, um nicht Metastasen auf innere Organe hervorzurufen, die Geschwulst nicht exstirpiren. Die einzige Beobachtung, welche man für diese Ansicht anziehen könnte, ist die, dass zuweilen die metastatischen Geschwülste um so weniger ausgebreitet sind, je grösser der primitive Tumor ist. Diess trifft indessen durchaus nicht immer zu. Man führte für diese Ansicht früher besonders noch an, dass die Lymphdrüsen sich um so rascher entwickelten, wenn die primitive Geschwulst früh exstirpirt wird; dieser Anschauung liegt glaube ich eine unsichere Beobachtung zu Grunde; es ist nämlich unmöglich zu bestimmen, ob nicht bereits kleine Lymphdrüsen-Anschoppungen existiren, während man operirte, da z. B. bei primären Brustdrüsenkrebsen die Lymphdrüsen, welche unter dem *M. pectoral.* bis zur Mohrenheim'schen Grube hin gelegen sind, in den meisten Fällen nicht gefühlt werden können, selbst wenn sie das Doppelte ihres normalen Volumens erreicht haben; man wird sich davon überzeugen, wenn man anfängt, die Achseldrüsen zu exstirpiren, die Drüsenpakete wollen gar kein Ende nehmen, sie sind viel zahlreicher, als man nach der Untersuchung vermuthen konnte. Ich bin daher der Ansicht, dass die Lymphdrüsenanschwellungen, welche sich nach der Exstirpation des primären Tumors an der Brust besonders rasch zu entwickeln scheinen, bereits vorher in hohem Maasse vorhanden waren. Dass bei ulcerirten oder gedeckten Carcinomen sogenannte symptomatische Lymphdrüsen-Anschoppungen vorkommen, bezweifle ich ganz und gar; die Beobachtung zeigt oft genug, dass colossale jauchende Fungi am Körper irgendwo existiren, ohne dass die Lymphdrüsen auch nur im Mindesten angeschwollen sind; Ulceration von Carcinomen und Markschwämmen macht an sich keine consensuelle Lymphdrüsen-Anschoppung; wo letztere existirt, hat sie bereits die Bedeutung kleiner Carcinome, selbst wenn in ihnen histologisch noch nichts von Carcinom nachgewiesen werden kann.

Die Ansicht von der primären Existenz der Carcinomkrankheit und der Entwickelung der Carcinomgeschwulst als Product der ersteren ist in neuerer Zeit sehr in den Hintergrund getreten. Die unbefangene Beobachtung lässt an den meisten Carcinomkranken anfangs durchaus nichts weiter als das locale Uebel wahrnehmen. Leute von den verschiedensten Constitutionen, mit den verschiedensten accidentellen allgemeinen Leiden werden von Carcinom befallen; auch Tuberculöse sind nicht ausgeschlossen, wenngleich seltener afficirt; es giebt keine Erscheinung eines Allgemeinleidens des Körpers, sei es noch so unbedeutender Art, welches allen Carcinomkranken im Anfang der Krankheit gemeinsam wäre. Man findet noch oft genug erwähnt, ein Carcinomkranker habe den Ausdruck eines tiefen Leidens an sich, eine erdfahle Farbe, sei abgemagert, mit welker Haut und Musculatur; doch das gilt Alles nur für das Ende der Krankheit, anfangs hat man in den meisten Fällen gesunde oft auffallend kräftige Personen vor sich, die ausser ihrer Geschwulst nichts Krankhaftes an sich tragen. Es liegt daher wohl der Schluss sehr nahe, dass erst die Geschwulst und dann die Carcinomkrankheit sich entwickle. Diese Anschauung wird bestätigt, wenn wir genau den Verlauf verfolgen: man sieht gleichsam, wie sich das locale Uebel verbreitet; es erkranken die benachbarten Theile, dann die Lymphdrüsen, und erst von hier aus kommt die allgemeine Affection des Körpers zu Stande.

Dieser zuletzt entwickelten Auffassung der Carcinomkrankheit, die jetzt wohl die am meisten verbreitete ist, muss dann auch consequenter Weise zu anderen therapeutischen Maassnahmen führen. Es handelt sich darum, möglichst früh den Heerd zu zerstören, von welchem aus die Infection der Lymphdrüsen ausgeht, und wo möglich auch diese zu entfernen, um die Infection des ganzen Körpers aufzuhalten. Ich zweifle nicht daran, dass die benachbarten Gewebe und die benachbarten Lymphdrüsen vom Carcinom durch eine Art von directer Contagion inficirt werden, und dass die Infection der Säfte des ganzen Organismus erst von den Lymphdrüsen ausgeht, wobei das Contagium jedoch ein oft langes Incubationsstadium hat; zuweilen scheint in den Lymphdrüsen aber der contagiöse Stoff wie durch einen Wall völlig aufgehalten zu werden, wovon mehr beim Cancroid die Rede sein soll. Dieser Gang der Infection der Gewebe und des Organismus gilt jedoch nur für das Carcinom und Cancroid, findet dagegen selten seine Anwendung bei den medullaren Geschwülsten und den Sarcomen, wenn diese metastatisch auftreten; diess ist auch ein Grund, weshalb ich die Markschwämme von den Carcinomen trenne, worauf ich ebenfalls weiter unten ausführlicher zurückkomme.

2. Das Cancroid. *Carcinoma epitheliale.* Blumenkohlgewächs.

Im Allgemeinen kann das Wesentliche, was wir über das Carcinom gesagt haben, auch auf das Cancroid angewandt werden, nur dass es bei den Patienten, die daran zu Grunde gehen, selten zu Geschwülsten in inneren Organen kommt, da die grosse Ausbreitung der localen und der Lymphdrüsen-Geschwülste durch ihren Sitz und die Destruction zum Leben nothwendiger Theile, auch durch Erschöpfung der Kräfte dem Leben ein Ende macht.

Der Sitz dieser Geschwülste ist vorwiegend:

a) Am Kopf und Hals, und zwar in der Unterlippe, an der Mundschleimhaut, Zahnfleisch, Wange, am Oberkiefer und Unterkiefer, in der Tiefe des Halses zwischen den Muskeln, in der Zunge, am Kehlkopf, im Oesophagus, am Ohr, seltener auf der behaarten Kopfhaut und auf der Stirn. — Häufiger sind es ältere Leute, welche davon befallen werden, am häufigsten Individuen (besonders Männer) zwischen 40 und 60 Jahren; in einigen Fällen habe ich auch schon im 20., im 24., 28. Lebensjahre colossale Geschwülste der Art an Zunge und Unterkiefer beobachtet. Die Geschwulst beginnt entweder als anfangs indolenter Knoten im Gewebe, oder als abschilfernde Excoriation, oder als warzige Excrescenz, in beiden letzteren Fällen mit bald sich hinzugesellender Induration und rascher fungöser Ulceration. Die Knochen, z. B. Ober- und Unterkiefer, können total vom Cancroid zerstört und durchwachsen sein, ohne dass eine irgendwie erhebliche Geschwulst sichtbar ist, doch die Zähne fallen aus, und lebhafte Schmerzen treten bald ein. Der Oberkiefer ist gewöhnlich primär ergriffen; der Unterkiefer wird häufiger vom Cancroid umwachsen, indem letzteres seinen Ausgang vom Zahnfleisch und Periost nimmt. Cancroide, die als Knoten anfingen, bestehen am Halse und in der Zunge oft lange Zeit, ehe sie ulceriren, an der Lippe tritt die Ulceration bald auf; letztere ist in der Regel sehr fungös. Die hervorwuchernden Massen scheinen etwas lebensfähiger zu sein, als die des Carcinoms. Wenn man die Ulcerationsfläche von der Seite drückt, so kann man gewöhnlich eine Menge weisser Pfröpfe herausquetschen, ähnlich wie aus Comedonen. Endlich können auch die härtesten Knoten der Art erweichen, während sie immer grösser werden, und diese Erweichung kann einen solchen Grad erreichen, dass das Gewebe zu einer eiterähnlichen emulsiven Flüssigkeit zerfällt und ein Abscess sich zu entleeren scheint. Blutungen aus den Cancroiden sind seltener als aus den Carcinomen, doch ist die Secretion eben so schlimm und die Jauche in der Regel mit Blut gefärbt. — Ziemlich bald schwellen die Submaxillardrüsen an, und wachsen als dicke knollige Geschwülste mit einer erstaunlichen Geschwindigkeit, bis sie den Hals von einer oder beiden Seiten umgeben und den Patienten zu ersticken drohen. In diesem Zustande sterben die Patienten gewöhnlich an Entkräftung, sei es dass sie operirt waren oder nicht, und wenn man die Section macht, so findet man nur sehr selten Geschwülste in inneren Organen; dass sie überhaupt vorkommen, wissen wir nur aus drei von Virchow mitgetheilten Fällen. In 12 — 15 derartigen Fällen, die ich secirt habe, habe ich niemals innere Geschwülste gefunden. — Trotzdem sind die Leiden dieser Kranken um nichts weniger fürchterlich als die der Carcinomkranken; die sicheren und oft sehr raschen Recidive nach den zuweilen grässlich entstellenden Operationen, welche hier nöthig werden, und die colossale örtliche Entwickelung, gewöhnlich mit heftigen Schmerzen verbunden, ist für den Kranken wie für den beobachtenden Arzt fast noch schrecklicher, als wenn man die Hoffnung hätte, die Leiden der armen Patienten durch das Auftreten innerer Geschwülste bald beendet zu sehen; doch wenn diese Kranken sonst kräftig sind, wie es meist der Fall ist, so dauert die Qual zuweilen entsetzlich lange. Die ganze Zunge, der Pharynx, Ober- und Unterkiefer und die Lymphdrüsen, Alles kann zu einer Geschwulstmasse confluiren, die Kranken können nicht leben und nicht sterben, und sind zuweilen verdammt, noch Monate lang halb verhungernd und halb erstickend ihr elendes Dasein zu fristen.

b) Eine andere Gegend des Körpers, welche vorwiegend häufig vom Cancroid heimgesucht wird, ist diejenige der Genitalien und des Afters. Das Cancroid des Penis tritt in Form condylomatöser Wucherungen am Präputium oder als Induration der Glans auf, und kann enorme Dimensionen erreichen. Am Scrotum kommt das Cancroid besonders bei den englischen Schornsteinfegern als sogenanntes Chimney-sweeper's cancer vor, angeblich veranlasst durch den Steinkohlenruss. An den kleinen Schamlippen, an der Clitoris und von hier auf die Vagina übergehend verbreiten sich die cancroiden Ulcerationen ebenfalls. Vor allen anderen Stellen häufig wird das Cancroid an der *Portio vaginalis uteri* beobachtet, wo es in Form warziger fungöser Excrescenzen wuchert und eine penetrant stinkende blutige Jauche absondert; es ist bekannt unter dem Namen „Blumenkohlgewächs". — Das Cancroid des Rectums, gewöhnlich *Strictura carcinomatosa* benannt, ergreift in den meisten Fällen die ganze Circumferenz des Rectums, selten ist es auf eine oder die andere Wand beschränkt. Anfangs unmerklich entstehend, macht es zuletzt die entsetzlichsten Schmerzen, ist gewöhnlich ulcerirt und mit fungösen Granulationen bedeckt, verbreitet sich in der Folge auf die Blase, die Prostata und auf's Kreuzbein. Die Kranken mit *Carcinoma recti* sind mir als besonders rasch von einer allgemeinen Schwäche, Magerkeit und erdfahler Farbe betroffen aufgefallen. Selten wird die Afteröffnung befallen, gewöhnlich beginnt das Cancroid erst $^1/_2$—1—2 Zoll höher.

Ich glaube, dass mir die erfahrenen Chirurgen Recht geben werden, wenn ich behaupte, dass die Operationen an den letztgenannten Theilen eine verhältnissmässig gute Prognose geben, d. h. die localen Recidive eines Cancroid des Penis, der *Labia pudenda*, eines *Carcinoma recti*, eines *Carcinoma epitheliale uteri* kommen nicht so rasch wie nach Exstirpationen derselben Geschwülste an anderen Theilen, vorausgesetzt dass die Exstirpation rein gemacht werden konnte. Auch die Lymphdrüsengeschwülste kommen langsamer zur Entwickelung; an der Jauchung und den Blutungen sterben diese Patienten endlich alle, doch auch bei ihnen findet man fast nie Geschwülste in inneren Organen.

Endlich kommen die Cancroide noch an beliebigen anderen Stellen des Körpers in der Haut vor: von der Hand, vom Fuss, vom Unterschenkel habe ich sie exstirpiren sehen, weiss jedoch über ihren Verlauf nichts Näheres anzugeben. Die Cancroide sehen auf dem Durchschnitt rein weiss aus, haben eine körnige weiche Schnittfläche, lassen sich zuweilen nach bestimmten Richtungen zerreissen und geben beim Ueberstreichen mit dem Scalpel einen milchigen selten schleimig trüben Brei. An der Grenze des Gesunden sieht man die Cancroidsubstanz nicht selten in Form weisser Zapfen sich in die Gewebe vorschieben. Ganz frische Cancroide und junge Recidive sehen rein speckig dunkelgelb aus mit wenig Serum auf der Schnittfläche. Die fungösen Ulcerationen tragen auf dem Durchschnitt zuweilen einen medullaren Charakter.

3. Der Scirrhus, Faserkrebs, atrophirender Krebs.

Während noch im Anfang dieses Jahrhunderts die Bezeichnung Scirrhus und scirrhös fast auf jede harte chronische Induration angewandt wurde, ist der Inhalt dieser Bezeichnung jetzt nur auf eine Geschwulstform zusammengeschrumpft, welche, so weit meine Beobachtungen reichen, nur in der Brustdrüse und in der Haut vorkommt.

Der Scirrhus der Brustdrüse, oder das atrophirende, vernarbende Brustcarcinom ist eigentlich keine Geschwulst, sondern eine Induration mit gleichzeitiger Atrophie des Organs. Es ist gewissermassen die mildeste Form des Carcinoms, wenn man alle zu dieser Gruppe gehörenden Geschwülste als Carcinome bezeichnen will (*Carcinoma simplex, epitheliale, cicatricans*). Der Scirrhus entwickelt sich meist bei mageren Frauen zwischen 50 und 70 Jahren. Die schon sehr atrophische, doch weiche Brustdrüse verhärtet sich an einer Stelle, und diese Verhärtung verwächst allmälig mit der Haut, welche stark nabelartig eingezogen wird und sich narbig faltet. Gewöhnlich sind mit dem Weiterschreiten dieser Induration stechende Schmerzen verbunden. Bald zeigen sich auch in der Achsel kleine erbsen- bis bohnengrosse, aber sehr harte Knötchen, zuweilen in der Achselhaut narbige Einziehungen; diese können sich bis in die Tiefe erstrecken, so dass der Arm schmerzhaft wird und ödematös anschwillt. — Wenn es an dieser Brustinduration durch epidermoidale Verschorfungen zur Ulceration kommt, so bleibt das Geschwür flach und sondert wenig Serum ab. Der Scirrhus in reinster Form giebt eine recht leidliche Prognose, die Frauen können operirt oder nicht operirt damit 10—20 Jahre nach der Entstehung der ersten Verhärtung leben, und da diese Krankheit nur bei alten Frauen vorkommt, so sterben die meisten an gelegentlichen anderen Krankheiten. — Nur selten erhält sich der Scirrhus für sich in reiner Form, sondern complicirt sich mit Carcinom. Während ein Theil der Drüse scirrhös verschrumpft, bildet sich von einem Läppchen aus ein Carcinomknoten, der dann seinen gewöhnlichen Verlauf nimmt. Wenn dabei auch die allgemeine Infection des Körpers bei Weitem langsamer erfolgt, als bei reinem Carcinom, so nimmt sie doch endlich ihren Verlauf und die Kranken entgehen etwas später ihrem schrecklichen Ende nicht. Nach der Exstirpation der ganzen scirrhösen verschrumpften Brustdrüse kommen zuweilen gar keine Recidive, oder erst sehr spät Carcinomknoten in der Narbe oder in den Achseldrüsen.

Bei der Untersuchung exstirpirter Brustdrüsenscirrhen erstaunt man zuweilen, auf welches Minimum die ganze einst so thätige Drüse reducirt werden kann; in einem von mir untersuchten Falle erreichte sie kaum die Grösse eines Thalers. Von aussen bei der Untersuchung hat man keine recht bestimmte Anschauung über den Grad der Atrophie, da eine Wucherung des *Panniculus adiposus* die fehlende Drüsensubstanz ersetzt, und die Form mit Rücksicht auf das Alter noch ganz unverändert scheint.

Die Untersuchung exstirpirter Scirrhen zeigt auf dem Durchschnitt immer vorwiegend eine Narbenmasse vom festesten Gefüge, knirschend unter dem Messer (*Cancer ligneux,* Velpeau); in der Nähe der Warze sieht man die grösseren *Ductus lactiferi* zuweilen noch deutlich als besonders markirte weisse Stränge, auch wohl mit käsig körnigem gelben Brei gefüllt. Daneben finden wir nicht selten eine hell bräunlichgelbe, speckig glänzend feste Masse, die an der Grenze einen Knoten bildet, und von deren Schnittfläche sich nur mit Mühe wenig Serum abstreichen lässt (*Cancer lardacé,* Velpeau). Aus dieser gelben speckigen Infiltration geht, wie ich glaube, der Scirrhus immer hervor, wenn wir sie auch nicht in allen Fällen in grösseren Partien zu Gesicht bekommen; auch kann sich daraus gewiss auch ein Carcinomknoten entwickeln, es scheint mir eine wenig entwickelte, jedoch immer nicht unverdächtige carcinöse Infiltration zu sein, dessen Vorkommen in grösseren Mengen immer eine Hinneigung zum Carcinom und daher möglicherweise raschere Recidive vermuthen lässt. — Es giebt noch eine andere Modification, in welcher der Scirrhus der Mamma auftreten kann, wenn er nämlich die ganze Drüse oder beide und daneben vorwiegend die Haut befällt; es entstehen dann zahllose, allmälig confluirende flache Knoten in der Haut, und diese erscheint bräunlichroth, glänzend, wie sclerosirt; ohne recht hervortretende Geschwulstbildung, zuweilen mit heftigen Schmerzen verbunden, wird die ganze vordere und auch die Seitenflächen des Thorax wie von einem festen Panzer umgeben (*Cancer en cuirasse,* Velpeau), so dass die Starrheit der Haut, die sich auch auf die Intercostalmuskeln und die *MM. pectorales* bis zum vollständigen Schwund entwickeln kann, selbst die Athembewegungen des Thorax beeinträchtigen kann. In diesen Fällen darf von einem operativen Eingriff nicht die Rede sein. —

Der Scirrhus der Haut kommt auch nur bei alten Leuten vor und tritt immer als Ulcus auf. Gewöhnlich beginnt er mit einem gelblichen abschilfernden Fleck, zuweilen mit einer flachen Warzenbildung; bald ist ein kleines flaches Ulcus mit infiltrirten, äusserst harten Rändern entstanden; nie greift dasselbe sehr in die Tiefe, sondern breitet sich der Fläche nach aus. Der Grund des Geschwürs ist in der Regel gelbroth, spiegelnd glatt, mit wenig seröser, zuweilen dünn verschorfender Absonderung. Schmerzen sind dabei fast nie vorhanden. Zuweilen vernarbt das Geschwür an einem Rande oder in der Mitte ganz spontan, während es an anderen Stellen weiter greift; die Ausbreitung des *Ulcus rodens* oder *Cancer cutaneus,* wie man diese Affection gewöhnlich zu nennen pflegt, erfolgt so langsam, wie die keines andern Geschwürs; in einem Falle hatte es in 7 Jahren kaum die Ausdehnung eines Zolls erreicht. Der Hauptsitz ist an der Nase, an der Glabella, an der Stirn, in der Schläfe, an den Augenlidern, an der Wange, am Ohr. — Der Uebergang des Leidens auf die Lymphdrüsen ist äusserst selten, ich habe ihn erst zwei Mal beobachtet; man hat so selten Gelegenheit, Sectionen solcher Leute zu machen, dass sich sehr schwer darüber urtheilen lässt, ob diese Form von Scirrhus der Haut durch die Infection des Körpers gefährlich werden kann; ich glaube es nicht; in einem Falle, in welchem nach der Exstirpation eines solchen Geschwürs der Tod erfolgte, fand ich durchaus keine Geschwülste in inneren Organen. Ich habe lange gezweifelt, ob es richtig sei, diese Affection überhaupt den Carcinomen anzureihen, und ob es nicht besser sei, sie als *Lupus senum* zu bezeichnen; indess der so enorm langsame Verlauf, der vernarbende Charakter des Ulcus, verbunden mit Beobachtungen, in welchen sich diese Affection mit Cancroid combinirte, und demnach auch einen etwas rascheren Verlauf nahmen, veranlassen mich, das *Ulcus rodens* als wirklichen *Scirrhus cutis* aufzufassen und ihn mit dem *Scirrhus mammae* zu parallelisiren. Nach der Exstirpation kehrt der reine recht trockene *Cancer cutaneus* nur sehr selten wieder; sind die Ränder des Ulcus jedoch sehr dick und zeigen eine Durchschnittfläche wie Krebs, während sie in den einfachen Fällen ein speckiges Aussehen haben, so ist ein rascherer Verlauf zu prognosticiren.

Soll ich am Ende dieser Gruppe, welche die leider am häufigsten vorkommenden Geschwülste enthält, über die operative Behandlung noch einige allgemeine Bemerkungen machen, so halte ich es den zur Zeit bestehenden Beobachtungen zufolge für durchaus richtig, alle Carcinome, welche ohne directe Gefahr für das Leben des Patienten radical exstirpirt werden können, zu exstirpiren. Sind Lymphdrüsen bereits angeschwollen, so muss man diese mit entfernen, ist diess nicht möglich, dann können nur ausnahmsweise die Indicationen für die Exstirpation der primitiven Geschwülste eintreten, nämlich heftige Blutungen, excessive Schmerzen, furchtbare Jauchung des ulcerirten Geschwürs. In diesen verzweifelten Fällen erreicht man durch eine vielleicht sehr kühne Operation zuweilen doch noch verhältnissmässig günstige Resultate, wenn die Patienten den ersten Eingriff der Operation gut überwinden; sie fangen manchmal wieder an, für einige Zeit noch einmal wieder aufzuleben, wenn sie von dem Aas befreit sind, welches sie mit sich herumtrugen, abgeschlossen von jeder menschlichen Gesellschaft durch die verpestende Atmosphäre, welche sich stets um sie verbreitete. Ich habe gerade hier in Berlin, wohin oft Patienten mit Carcinomen geschickt werden, die man in wenigen Wochen für ein Opfer des Todes halten musste, Beispiele erlebt, wo solche Kranke das Spital verliessen in dem Glauben, sie seien völlig geheilt. Lange dauert freilich der neue Aufschwung nicht, doch ist es immerhin erfreulich, bei solchem Uebel noch für eine Zeit lang helfen zu können. Leider sind nun in den meisten Fällen, in welchen bereits erhebliche unexstirpirbare Lymphdrüsengeschwülste vorhanden sind, auch die primitiven Carcinome nicht mehr operirbar. Dann haben wir noch ein örtliches Mittel, welches die Leiden der Kranken zeitweise mildern kann, nämlich das *Ferrum candens,* welches gerade für diese Fälle zuweilen von wunderbar günstigem Effect ist, und welches man zum Heile der unglücklichen Patienten nicht vernachlässigen sollte, um ihnen durch Zerstörung der jauchenden Geschwulstmassen wenigstens zeitweilig Erleichterung zu verschaffen. Ich halte es für Pflicht, einem jeden Kranken mit operirbaren Carcinomen und Cancroiden dringend zur Operation zu rathen; für unschädlich halte ich es auch, einen Scirrhus der Brust oder der Haut auf Wunsch der Patienten zu entfernen, wenn letztere nicht zu alt und sonst von kräftiger Constitution sind, denn für sehr bejahrte Leute ist selbst ein einfaches Krankenlager von einiger Zeitdauer nicht ohne Gefahr. Zureden würde ich nicht zur Operation eines Scirrhus, und am Gesicht nur excidiren, wenn es ohne nachfolgende ausgedehnte plastische Operation möglich ist; freilich gelingen solche zuweilen unerwartet gut, doch eine alte welke Haut verträgt keine grosse Locomotion, die prima intentio bleibt nicht selten aus, die Wunden heilen langsam, und die Patienten leiden unverhältnissmässig lange nach der Operation. Es kommt dabei immer auf die Individuen und den Sitz des Uebels an. Nur die Erfahrung an einer grösseren Anzahl von Fällen giebt hier die endgültige Entscheidung an die Hand über das was im speciellen Falle zu thun und was zu lassen ist.

IV.

Geschwülste, welche meist rasch local recidiviren und sich schnell auf innere Organe verbreiten.

1. Die Markschwämme, Medullarsarcome, Medullarcarcinome, *Fungi medullares.*

Mit diesen Namen bezeichnet man Geschwülste von sehr weicher Consistenz und hirnähnlichem Aussehen auf der Schnittfläche. Die Farbe kann durch Gangränescenz der Geschwulstmassen, durch Blutergüsse verändert sein; die Geschwülste sind aber ursprünglich von rein weisser Farbe, gewöhnlich sehr blutarm. Nur selten combinirt sich mit ihrer Entwickelung eine besonders hervortretende Gefässwucherung, so dass die Geschwülste eine blutrothe Farbe bekommen (*Fungus haematodes*) und dann allerdings die Aehnlichkeit mit Gehirnsubstanz verschwindet.

Ich finde, dass diese medullaren Geschwülste, auch abgesehen von dem anatomischen Unterschiede, so grosse Verschiedenheiten von dem

Carcinom darbieten, dass ich sie deshalb ganz von einander trenne. Verschiedene Sarcome, Adenoide, Carcinome können sich mit Markschwamm combiniren und in denselben sich umbilden, doch giebt es auch eine nicht unerhebliche Anzahl von Fällen, in welchen die medullare Geschwulst primär als solche auftritt. Ich werde versuchen, diese Fälle in Folgendem zu charakterisiren:

Der Markschwamm entwickelt sich nur bei jugendlichen Individuen und bei Kindern, vom 1. Lebensjahre an bis höchstens zum 40. hin, am häufigsten zwischen dem 10. und 25. Lebensjahre. Es werden meist ganz gesunde Menschen davon betroffen, doch stellt sich bei ihnen zuweilen schon nach kurzer Zeit eine Abmagerung und der Ausdruck eines tieferen Leidens ein. Der häufigste primäre Sitz sind die Knochen oder deren Periost: Femur, Tibia, besonders am Kniegelenk, seltener die Gegend des Hüft- und Fussgelenks, die Fusswurzelknochen, die Hand, der Vorderarm, das Schulterblatt, Oberkiefer, Schädelknochen. Fascien und Sehnenscheiden, Unterhautzellgewebe, Muskeln geben ebenfalls den Boden für die Markschwämme her. Auch im Hoden, in der Brustdrüse entwickeln sich die medullaren Geschwülste, selten im Rectum, an der *Portio vaginalis uteri*. Sie wachsen sehr rasch, die Haut darüber röthet sich bald, es stellt sich ein überaus deutliches Fluctuationsgefühl heraus, so dass die Verwechselung mit einem Abscess verzeihlich ist. Mit der Zunahme der Geschwulst wird die Haut immer dünner und röther, bald fängt sie an zu ulceriren. Jetzt wuchert das Gewächs immer rascher, die Geschwulstmassen quellen gewaltig hervor und legen sich pilzartig über die gesunden Theile. Der Fungus nimmt auf der Oberfläche eine schwärzlich grünliche Farbe an, es wird wenig secernirt, doch Fetzen gangränöser Gewebstheile stossen sich fortwährend los. — Untersucht man die Geschwulst nach der Exstirpation oder nach der Amputation des betreffenden Gliedes, die der gleichzeitigen bedeutenden Zerstörung der Weichtheile wegen nur äusserst selten durch Resection ersetzt werden kann, so findet man in der Regel das Kranke vom Gesunden durch eine kapselartige Umhüllung des Fungus abgegrenzt, wie ein Sarcom, mit welchem es in dieser Hinsicht weit mehr Aehnlichkeit darbietet als mit dem Carcinom. — Sehr selten sind bei den Medullargeschwülsten die betreffenden Lymphdrüsen geschwollen; in vielen Fällen werden sie während des ganzen Verlaufs überhaupt nicht afficirt, doch können sie auch der Sitz eines Recidivs werden, wenn nicht, was häufiger der Fall ist, an dem Stumpf oder in der Narbe oft noch während die Wunde in Verheilung begriffen ist, bereits Recidive sich entwickeln. Es kommen Fälle vor, wo nach der ersten oder zweiten Operation der Krankheitsprocess Monate lang einen Stillstand macht und die Patienten auffallend kräftig werden; man hofft, sich in der Prognose getäuscht zu haben; doch gehen auch diese Patienten daran später bald zu Grunde. Gewöhnlich treten schon, während man noch überlegt, ob noch eine zweite Operation ausführbar ist, Zeichen von Geschwulstbildung in inneren Organen auf. Die Verjauchung der äusseren Recidive beschleunigt das Schwinden der Kräfte und die

Kranken sinken rasch zusammen, bis sie der Tod von ihren Leiden erlöst. Der ganze Verlauf dauert im Durchschnitt 1—1½ Jahr. — Bei den medullaren Hodengeschwülsten werden fast constant die retroperitonäalen Lymphdrüsen der Entwickelungsheerd colossaler Secundärgeschwülste. Knochengeschwülste der Art überspringen in ihrem weiteren Verlauf nicht selten die Lymphdrüsen und machen fast regelmässig Metastasen auf die Lungen. Die primäre medullare Knochengeschwulst ist nicht selten von Knochenspiculis durchsetzt, zumal wenn sie vom Periost der Tibia und des Femur ausgeht.

Da bei diesen Geschwülsten die allgemeine Infection des Körpers, wie bemerkt, auftreten kann, ohne dass die Lymphdrüsen betroffen werden, so könnte man bei ihnen viel eher wie bei den Carcinomen die Dyscrasie als das Primäre ansehen; indess wenn man die Patienten sieht, welche von Markschwämmen befallen werden, und nicht selten dabei Gelegenheit haben wird zu beobachten, dass sie bei bereits stark entwickelten Geschwülsten ein frisches blühendes Aussehen haben, so wird man sich, glaube ich, auch zu der Ansicht hinneigen, dass die Geschwulst selbst erst den Heerd bildet, von welchem sich das Contagium allmälig über den Körper ausbreitet. — Medullare Geschwülste kommen auch angeboren vor, z. B. als *Tumores coccygei.*

Die Combinationsfähigkeit des Markschwamms mit anderen Geschwülsten ist eine sehr mannigfaltige. Besonders im Hoden, Eierstock und Brustdrüse kommen zugleich mit Markschwamm die verschiedensten Gewebe, besonders Cysten, Knorpel, Knochen, Muskelfasern etc. zur Ausbildung. Die häufigste Combination ist, wie schon oben wiederholt bemerkt, die von Carcinom oder Cancroid mit Markschwamm, indem erstere in die Charaktere des letzteren übergehen; die Prognose schwebt dann in der Mitte zwischen beiden Geschwulstformen, der Spielraum, der hierbei möglich ist, ist aber ein so kleiner, dass man eben nur ganz im Allgemeinen sagen kann, dass die mit medullaren Massen combinirten Geschwülste eine raschere Allgemeinverbreitung erwarten lassen, während man bei reinem Carcinom oder Cancroid zunächst mehr auf locale Entwickelung und Lymphdrüsengeschwülste zu rechnen hat.

2. Die melanotischen Geschwülste, *Carcinoma melanodes*, bösartige Melanosen.

Diese Geschwülste sind leicht zu erkennen durch ihre dunkel schwarzblaue oder schwarzbraune Farbe. Wir schliessen vorläufig die angeborenen sogenannten Leberflecke und die grösseren pigmentirten Mäler aus; auch kommen die durch extravasirtes Blut veranlassten gelben und orangefarbenen Pigmentirungen weicher Sarcome hier nicht in Betracht, sondern wir verstehen unter melanotischer Geschwulst nur eine solche, welche durch ein intensives dunkles, mit dem neugebildeten Gewebe zugleich entstandenes Pigment kenntlich sind. Die Geschwülste der Art sind nicht häufig und entstehen gewöhnlich als ein schwarzer Fleck, der wie ein Tintenfleck oder wie eine kreisrunde mit Sepia bemalte Hautstelle aussieht. Allmälig erhebt sich dieser Fleck, wird zu einer mehr oder weniger prominirenden Geschwulst, die sich jedoch immer vorwiegend gern der Fläche nach ausbreitet, indem zuweilen neben der ersten Geschwulst neue isolirte Flecke entstehen. Bald fängt die schwarze Geschwulst an zu ulceriren, bald mehr als flaches Ulcus, bald als fungöse Wucherung sich ausbreitend. — Der Lieblingssitz dieser schwarzen Tumoren ist die Cutis und das Unterhautzellgewebe, zumal an Füssen und Händen; doch kommen sie auch an vielen anderen Stellen gelegentlich vor, an der Brust- und Bauchhaut, in den Achseldrüsen, im Hoden, in der Brustdrüse sehr selten.

Eine andere Entstehungsart der Melanosen ist noch die aus pigmentirten Muttermälern: ein Leberfleck oder ein Maal erregt Jucken, wird gekratzt, fängt an einen Schorf anzusetzen, vergrössert sich und wird allmälig zu einer ulcerirten Geschwulst. Diess ist von Langenbeck öfter beobachtet, auch ich habe einmal diese Entwickelung gesehen.

Die exstirpirten Geschwülste sind meist weich, aussen von dunkel bläulicher, innen von intensiv blau- oder braunschwarzer Farbe, von der Schnittfläche lässt sich eine Flüssigkeit abstreichen, mit der man wie mit Sepia malen kann. Dünn auf Papier aufgetragen hat sie eine hellbräunliche Farbe und hält sich viele Jahre lang unverändert. — In manchen Fällen findet man theils schwarze weiche Masse, theils weisse Markmasse im Innern der Geschwulst, auch zuweilen eine theilweise mehr hellbräunliche Färbung. — Die schwarzen Flecke in der Haut sehen auf dem Durchschnitt aus wie ein Strich; sie haben wenig Tiefenausbreitung. Die Geschwülste setzen sich schon durch ihre Farbe immer scharf vom normalen Gewebe ab.

Der Verlauf der melanotischen Geschwülste hat am meisten Aehnlichkeit mit demjenigen des Markschwamms, nur dass er zuweilen noch rapider ist, und dass die schwarzen Geschwulste im Ganzen häufiger bei älteren Leuten wenigstens jenseits des 30. Jahres vorkommen. Auf primäre reine oder vollständige Melanosen folgen secundär dieselben Geschwülste; war die primäre Geschwulst nur zum Theil melanotisch, so können die secundären Geschwülste ganz rein medullar weiss sein. Eigenthümlich ist den melanotischen Geschwülsten eine oft colossal zahlreiche Verbreitung über die ganze Körperoberfläche; Hunderte von schwarzen Flecken oder bläulichen Knoten entwickeln sich im Unterhautzellgewebe, in einer Ausdehnung, wie es sonst bei carcinomatösen und medullaren Geschwülsten kaum vorkommt.

Die Frage, ob der Umgang mit Patienten, die an Carcinom, Cancroid, Scirrhus, Markschwamm oder Melanose leiden, ansteckend auf Gesunde wirken kann, ist mit Bestimmtheit zu verneinen. Eine andere noch wenig ventilirte Frage ist die, ob die genannten Geschwülste durch Impfung übertragbar sind. Es hat diess so wenig practischen Werth, ausgenommen etwa für *Carcinoma uteri* und *Carcinoma penis*, dass man sich wenig veranlasst gefunden hat, darüber Experimente anzustellen. Ich habe zwei Mal mit dem frischen warmen Saft von Melanosen auf Kaninchenohren geimpft, jedoch bis 3 Wochen nach der Impfung nichts wahrnehmen können. Es entstand örtlich auch nicht die geringste Reaction; auch bei der Section der Thiere, die ich zu anderweitigen Untersuchungen verbrauchte, zeigte sich nichts Abnormes. Diese Experimente, selbst wenn sie in grösserer Ausdehnung gemacht wären, und alle negativen Erfolg gegeben hätten, würden jedoch nur beweisen können, dass das Carcinom von Menschen auf Thiere nicht impfbar ist. Zu berücksichtigen ist auch, dass selbst bei der Haftung des Stoffes ein längeres Incubationsstadium abzuwarten ist. Es wäre daher nicht uninteressant, diese Experimente an Thieren noch weiter zu verfolgen.

Die hiemit abgeschlossene Eintheilung der Geschwülste hat, wie ein jeder derartige Versuch, wie ich wohl weiss, seine grossen Mängel; da die gegebene Uebersicht aber der Erfahrung und dem practischen Bedürfniss entspricht, wie ich hoffe, so erfüllt sie damit den Zweck, den 'eine jede Eintheilung von Krankheiten nur haben kann, nämlich die gegenseitige Verständigung der Kunstgenossen zu erleichtern. Viele werden das Eintheilungsprincip verwerfen; ich weiss selbst, dass sich Mancherlei dagegen einwenden lässt, doch dass für die practische Medicin, ohne der Wissenschaftlichkeit Abbruch zu thun, die practischen Gesichtspunkte, d. h. die zunächst aus der klinischen Erfahrung entnommenen Beobachtungen am Krankenbette immer in den Vordergrund treten müssen, das ist ein Grundsatz, den sich die Aerzte nicht entwinden lassen dürfen. — Ich glaube, dass ich der Popularität der von mir aufgestellten vier Gruppen von Geschwülsten mehr Vorschub leiste, wenn ich jeder Gruppe einen allgemeinen Namen beilege. Ich habe keine neuen Namen dafür vorzuschlagen, sondern schlage nur vor, die älteren in der Weise zu verwenden, wie sie in der folgenden übersichtlichen Zusammenstellung mit Rücksicht auf die obigen ausführlicheren Bemerkungen gebraucht sind:

Seite

Seite